W0410147

Dr. Monika Wagner-Koch

Übersäuerung

Die Krankheit unserer Tage

Mosaik

Inhalt

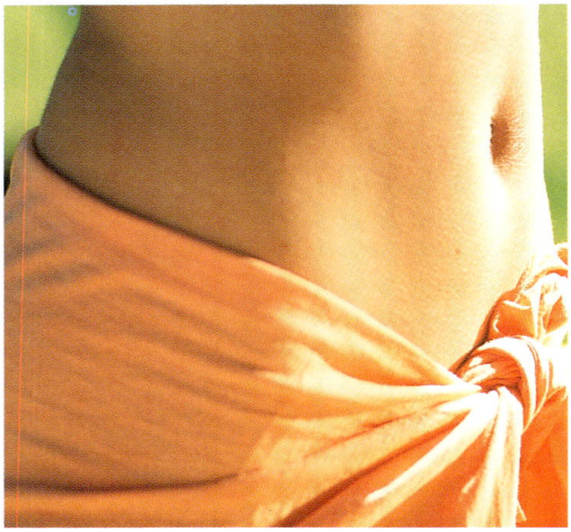

Inhalt

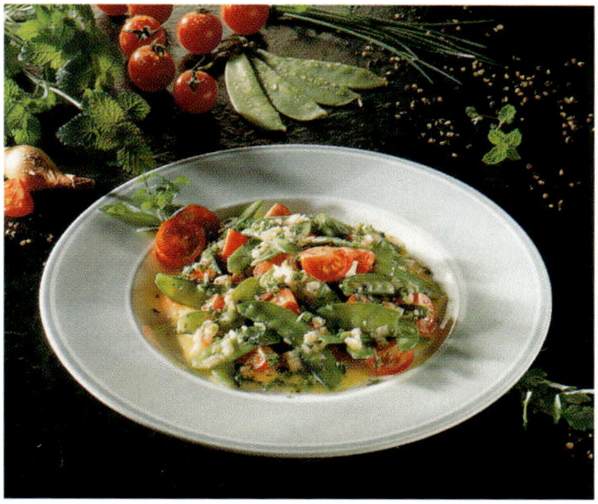

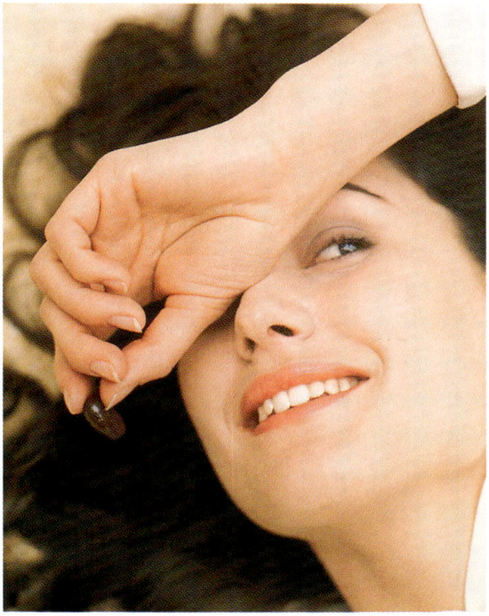

Kapitel 1

Gesund durch Entsäuerung

Wer wünscht sich das nicht, ein gesundes und aktives Leben bis ins hohe Alter? Wir wollen uns wohl fühlen, fit sein, unser Leben genießen, leistungsfähig und gesund bleiben, stets frisch und vital aussehen.

Immer mehr Menschen leiden an einer gestörten Abwehrkraft des Körpers

Doch immer mehr Menschen klagen über vielfältige, oft unerklärliche Beschwerden: Müdigkeit und Abgeschlagenheit, Nervosität und vermehrte Infektanfälligkeit. Das Immunsystem ist immer häufiger gestört. Die Abwehrkräfte des Körpers versagen sogar bei einer zunehmenden Zahl von jungen Menschen. Obwohl die Lebenserwartung in den vergangenen Jahrzehnten deutlich gestiegen ist, bedrohen chronische Krankheiten, die die moderne Apparatemedizin mit all ihren Möglichkeiten nicht zu heilen, ja oft nicht einmal zu lindern vermag, mehr denn je die Gesundheit der Menschen.

Im Zusammenhang mit diesen neuen »modernen« Krankheitsbildern rückte in den vergangenen Jahren zunehmend ein neues Schlagwort ins Blickfeld: Übersäuerung des Organismus. Wie der saure Regen das gesunde Wachstum der Bäume bedroht und ganze Wälder zerstört, richtet ein Zuviel an Säuren auch in unserem Körper schwere Schäden an. Krankheiten wie Osteoporose, Arthrose und Gicht sind zum großen Teil auf ihr Konto zu buchen.

Das Bindegewebe – vom Urmeer zur Mülldeponie

Viele dieser chronischen Krankheiten können entstehen, weil das ökologische Gleichgewicht unseres Organismus gestört ist und die Selbstreinigungskräfte des Körpers zunehmend versagen. Unser inneres »Urmeer«, das Bindegewebe, kippt in seiner Regulationsfähigkeit allmählich um – wie die besonders belasteten Teile der großen Ozeane. Und wie im Meer Fische, Pflanzen und Mikroorganismen

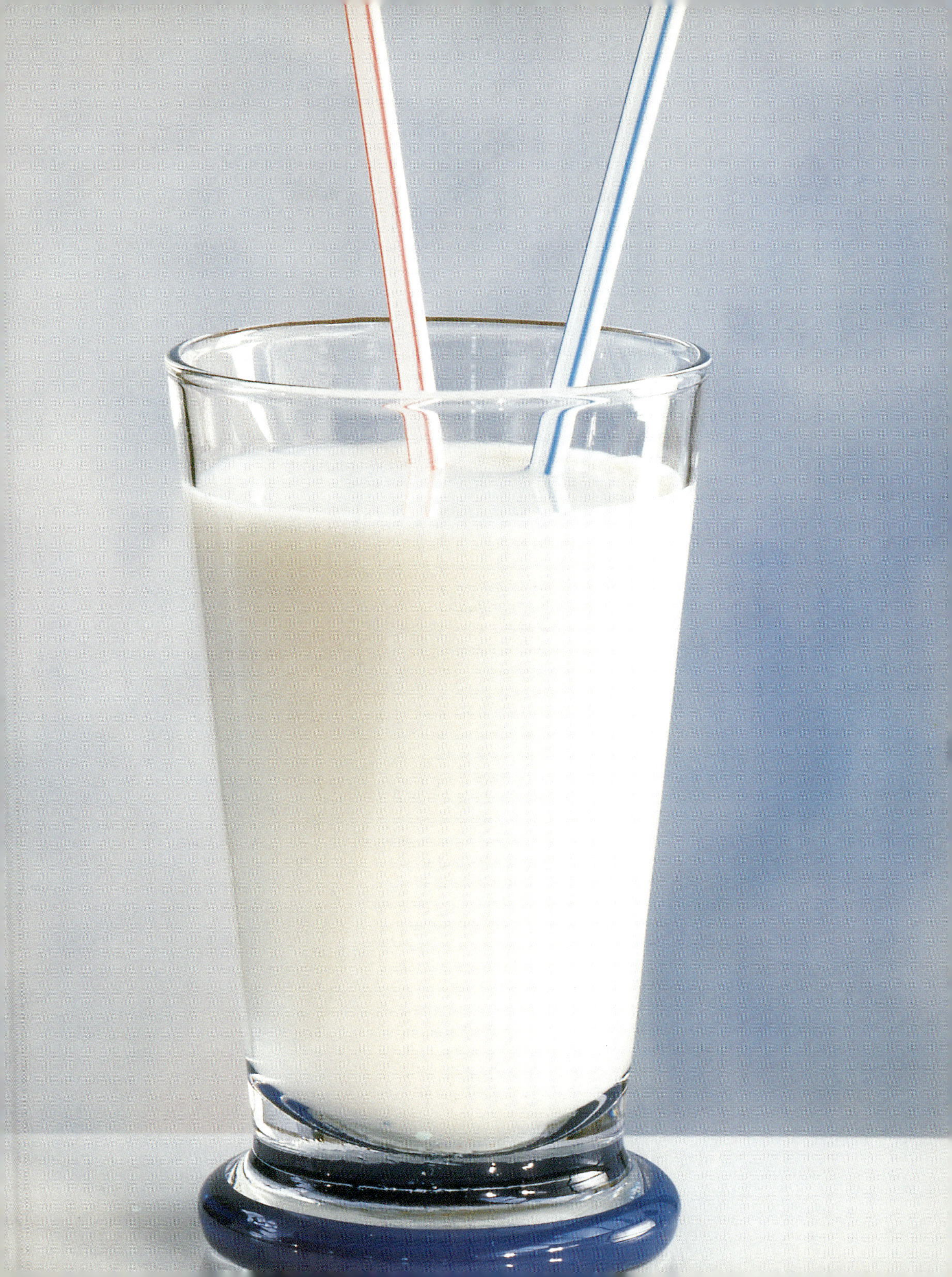

Eine Übersäuerung stört das ökologische Gleichgewicht des Organismus

gleichermaßen zugrunde gehen, sind auch in unserem Körper alle Funktionsbereiche vom veränderten inneren Milieu betroffen.
Als wichtigster Übeltäter dieser inneren »Umweltverschmutzung« wurde ein Übermaß an Säuren in unserem Körper entdeckt. Sie bringen das gesunde Stoffwechselgleichgewicht aus der Balance und rufen zum Teil große irreparable gesundheitliche Schäden hervor.
Die Säurekatastrophe, die sich langsam und scheinbar unbemerkt Tag für Tag in unserem Körper vollzieht, haben wir durch unsere Lebensweise selbst verursacht. Fehlerhafte Ernährung, Bewegungsmangel, Streß und ein Übermaß an Genußgiften sorgen für einen ständigen Säurenachschub.

Entsäuerung – sanft und dauerhaft

Sie müssen der wachsenden Übersäuerung Ihres Körpers jedoch nicht tatenlos zusehen. Es gibt vielfältige und einfache Möglichkeiten, den »sauren« Gefahren für den Stoffwechsel wirksam zu begegnen. Lernen Sie in diesem Buch die wichtigsten Säurequellen kennen, und verfolgen Sie, welche Schäden die Säuren in Ihrem Körper anrichten können. Vielleicht entdecken Sie, daß die eine oder andere Beeinträchtigung Ihrer Gesundheit und Ihres Wohlbefindens ebenfalls auf ein Zuviel an Säure zurückzuführen ist.

Hinterfragen Sie Ihre Lebensführung
In diesem Buch wird ganz bewußt keine Crash-Diät vorgestellt, die Sie möglicherweise nicht einhalten können. Und auch die beste Basen-Diät hilft nicht, wenn Sie anschließend wie bisher weiterleben. Die Vorschläge sollen Ihnen vielmehr einen Anstoß dafür geben, wie Sie in Ihrem Alltag Ihren Säure-Basen-Haushalt Schritt für Schritt wieder ins Gleichgewicht bringen können. Integrieren Sie die praktischen Tips nach Ihren privaten, familiären und beruflichen Möglichkeiten. Sie sind als Anregung gedacht – nicht als ärztliche Verordnung! Sicherlich entwickeln Sie auch eigene Vorstellungen davon, wie Sie in Ihrer Lebenssituation Ihren Säure-Basen-Haushalt verbessern können.

Entsäuerung – sanft und dauerhaft

Informieren Sie sich, wie Sie eine Übersäuerung an sich selbst und bei anderen erkennen können. Lassen Sie sich von den vielen praktischen Tips anregen, »Ihr« persönliches Entsäuerungsprogramm zu planen, und erfahren Sie im letzten Teil dieses Buches, wie Sie in Zukunft ein gesundes und säurearmes Leben führen können. Daneben finden Sie Hinweise darauf, wie Sie für Ihr Wohlbefinden wertvolle Basen – die Gegenspieler der Säuren – auftanken können.

Doch bedenken Sie bei all Ihren guten Vorsätzen: Der Weg zu einer Entsäuerung des Körpers vollzieht sich nicht von heute auf morgen. Viele kleine Schritte sind dazu notwendig, und vor allem Beharrlichkeit. Doch das Ziel ist diesen Einsatz wert. Sie können die wichtigsten Dinge im Leben erreichen: Gesundheit und Lebensfreude.

Durch eine gezielte Entsäuerung gewinnen Sie mehr Gesundheit und Lebensfreude

Kapitel 2

So wirken Säuren im Körper

In jeder Zeitung kann man heutzutage etwas über die Auswirkungen des sauren Regens lesen. Und auch vom Säureschutzmantel der Haut und ihrem natürlichen pH-Wert ist in vielen Kosmetikanzeigen die Rede. Sicherlich haben Sie den Begriff »Säure« vor vielen Jahren schon einmal im Chemieunterricht in der Schule gehört. Keine Angst – ich will Sie hier nicht mit trockener Naturwissenschaft langweilen. Dennoch ist es für ein besseres Grundverständnis wichtig, sich kurz mit einigen Begriffen zu beschäftigen, die eng mit dem Thema »Übersäuerung« zusammenhängen.

Was sind eigentlich Säuren und Basen?

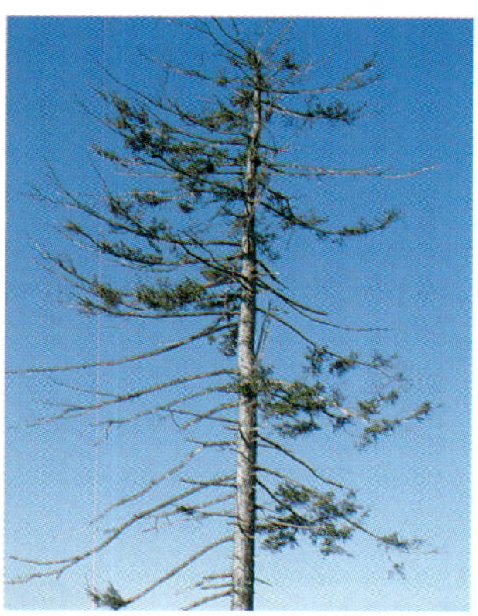

Als »Säuren« und »Basen« bezeichnet man das unterschiedliche Verhalten bestimmter chemischer Substanzen. Bei Säuren handelt es sich um Stoffe, die gerne positiv geladene Wasserstoffionen abgeben. Sie besitzen einen mehr oder weniger sauren Geschmack. Mit einigen Säuren gehen wir im Alltag häufig um: der Zitronensäure oder der Essigsäure. Genau umgekehrt verhalten sich ihre Gegenspieler – die Basen. Diese chemischen Verbindungen nehmen nämlich besonders leicht Wasserstoffionen auf. Säuren und Basen besitzen also eine genau entgegengesetzte Wirkung. Ein anderer Ausdruck für Base ist übrigens »Lauge« – natürlich fällt Ihnen an dieser Stelle die Seifen- oder Natronlauge ein!

Der pH-Wert – das Maß für Säuren und Basen

Innerhalb der Säuren und Basen kann man bei näherer Betrachtung feine Reaktionsunterschiede feststellen. Einige Säuren geben bereitwilliger ihre Wasserstoffionen ab als andere, und auch die Basen reagieren nicht alle gleich. Manche basischen Substanzen nehmen geradezu gierig Wasserstoffionen auf, während andere etwas zurückhaltender sind.

Wie stark eine Säure beziehungsweise eine Base wirkt, gibt man mit dem pH-Wert an. Die pH-Skala reicht dabei von 1 bis 14. Der pH-Wert 1 kennzeichnet die stärksten Säuren, während Basen höchstens einen pH-Wert von 14 erreichen können. Die Mitte der Skala, der pH-Wert von 7, stellt die Übergangsphase zwischen dem sauren und basischen Bereich dar. Stoffe mit einem pH-Wert von 7 reagieren weder sauer noch basisch – sie sind neutral. Der pH-Wert von 7 wird daher auch als »Neutralpunkt« bezeichnet.

Der pH-Wert ist das Maß für Säuren und Basen

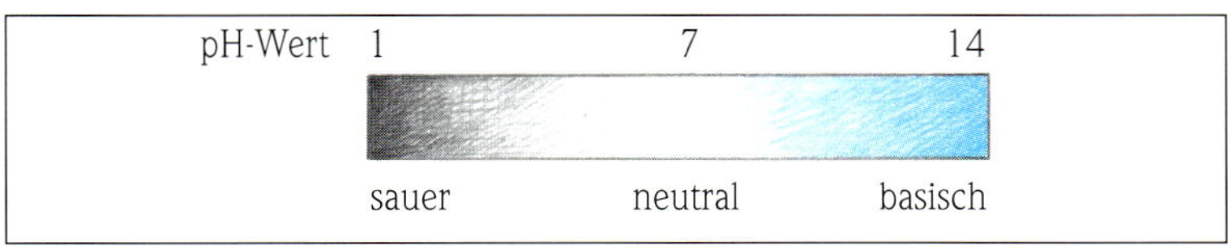

So mißt man den pH-Wert:
Chemiker messen den pH-Wert mit Hilfe von Glaselektroden. Das ist die genaueste, leider auch die komplizierteste Methode. Weitaus einfacher läßt sich der pH-Wert von Stoffen durch spezielle Teststreifen bestimmen. Dieses Indikatorpapier nimmt bei einem sauren pH-Wert eine andere Farbe an als bei einem basischen. Die unterschiedlichen Farbabstufungen kennzeichnen dabei, wie stark die basische oder saure Reaktionsbereitschaft ist. Diese Teststreifen gibt es in Apotheken zu kaufen.

Verdauung – ohne Säuren und Basen läuft nichts

Auch die Substanzen in unserem Körper, also zum Beispiel das Blut, der Speichel oder die Verdauungssekrete, weisen einen bestimmten pH-Wert auf. Da die Organe im Körpersystem jedoch verschiedene Aufgaben zu bewältigen haben, sind auch die pH-Werte der einzelnen

Organe unterschiedlich oder müssen sich an die jeweiligen Verhältnisse entsprechend anpassen.
Der Organismus ist bemüht, diese Säure-Basen-Konzentrationen unter allen Umständen konstant halten und damit den Biokatalysatoren in unserem Körper, den Enzymen, eine optimale Arbeitsumgebung zu schaffen.

Enzyme – Biokatalysatoren des Organismus
Enzyme sind an allen Stoffwechselvorgängen im Körper beteiligt. Sie ermöglichen und beschleunigen diese Reaktionen, werden dabei selbst jedoch nicht verändert. Eine wichtige Rolle spielen Enzyme im Verdauungstrakt bei der Aufspaltung der Nahrung, aber auch bei der Heilung von Entzündungen wirken diese Biokatalysatoren mit.
Für die Enzyme ist ein gesunder Säure-Basen-Haushalt von großer Bedeutung. Denn bereits kleine Veränderungen können die Wirksamkeit dieser Substanzen beeinträchtigen und damit die Stoffwechselvorgänge empfindlich stören.

Die Verdauungsenzyme – Gegensätze ergänzen sich

Jeder Nährstoff benötigt für die Verdauung ein ganz bestimmtes pH-Milieu

Besonders große Unterschiede bestehen bei den pH-Werten unserer Verdauungssekrete. Das ist auch notwendig, denn um vom Körper gut verdaut werden zu können, benötigt jeder Nährstoff »sein« spezielles Verdauungsenzym, das wiederum nur in einem bestimmten pH-Milieu wirksam werden kann.
Die Aufspaltung der Nahrung in seine einzelnen Bestandteile beginnt bereits im Mund. Der Speichel ist mit einem pH-Wert von bis zu 5,8 leicht sauer. Beim Essen und wenn wir gut kauen, steigt er bis auf 7,8 an und ist damit basisch. Ein basischer Speichel schützt aber nicht nur unseren Zahnschmelz vor dem Angriff der Säuren aus der Nahrung, sondern macht auch den Bakterien im Mund, die Karies verursachen, das Leben schwer.
Auch der pH-Wert des Magens verändert sich während der Nahrungsaufnahme. Sind wir nüchtern, liegt er im Neutralbereich, also um

einen Wert von 7. Nach dem Essen wird jedoch fleißig saure Magensäure produziert, um die Eiweißstoffe der Nahrung verdauen zu können. Das pH-Milieu im Magen sinkt dadurch bis auf einen pH-Wert von 1 ab – also in den sauren Bereich. Neben der Aufschlüsselung der Nahrung hat die Magensäure übrigens noch eine weitere wichtige Aufgabe: Sie verdaut Krankheitskeime gleich mit und schützt somit unseren Organismus vor dem Eindringen gefährlicher Krankheitserreger in den Verdauungskanal.

Bei der Magensäure kommt es auf die richtige Menge an

Wie wichtig das pH-Milieu im Magen ist, bemerkt man, wenn die Magensäure nicht im rechten Maße produziert wird. Ein Zuviel an Säure verursacht Sodbrennen und Magenschleimhautentzündungen. Ein Zuwenig an Säure bringt die Verdauung ins Stocken: Die Nahrung liegt noch nach Stunden schwer im Magen.

pH-Milieus der Verdauungsdrüsen

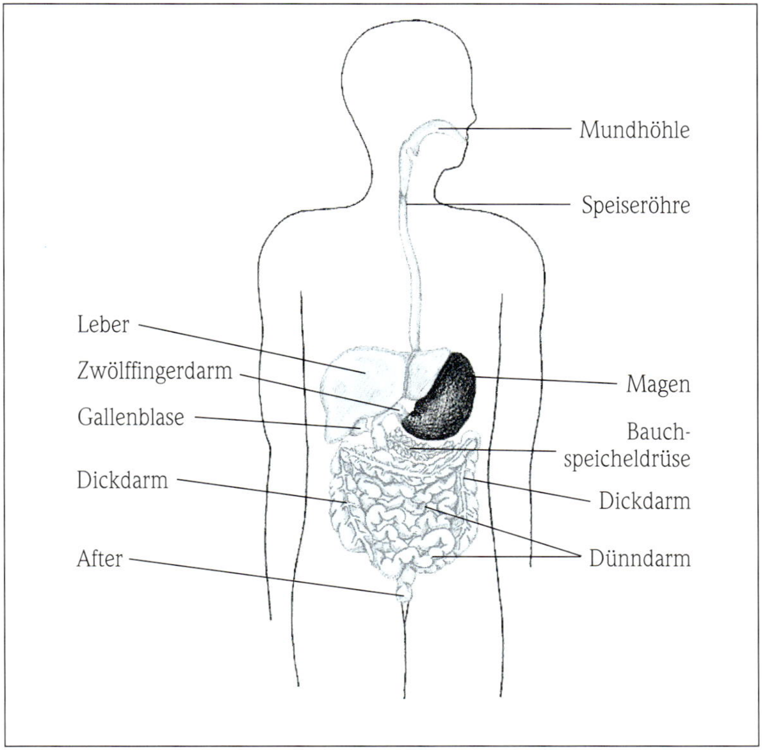

Magen und Dünndarm besitzen unterschiedliche pH-Milieus

Im Zwölffingerdarm, der sich direkt an den Magen anschließt, schlägt der pH-Wert in sein Gegenteil um. In diesen etwa 30 Zentimeter langen Dünndarmabschnitt münden nämlich die großen Verdauungsdrüsen Galle und Bauchspeicheldrüse mit ihren basischen Sekreten. Durch die Enzyme der Bauchspeicheldrüse werden Kohlenhydrate (Stärke, Zucker etc.) und Fette aus der Nahrung aufgespalten. Die Gallenflüssigkeit enthält zwar keine Enzyme, ist aber durch ihren Gehalt an Gallensäuren für die Verdauung von Fetten von Bedeutung. Auch das Sekret der Drüsen, die in der Dünndarmschleimhaut liegen, hilft bei der Aufspaltung der Nährstoffe und trägt zum basischen Milieu des Dünndarms bei.

Der pH-Wert im letzten Abschnitt des Verdauungstrakts, im Dickdarm, hängt schließlich von dem ab, was wir überwiegend gegessen haben. Nach ausgeprägter Eiweißzufuhr verändert sich der pH-Wert aufgrund der Fäulnisprozesse im Darminneren in den basischen Bereich. Bestand die Nahrung vorwiegend aus Kohlenhydraten, wie Brot, Nudeln oder Süßigkeiten, entsteht im Darm ein saures Milieu.

pH-Werte im Verdauungssystem

Speichel	5,8 – 7,8
Magen	bis 1,0
Dünndarmsekret	8,3 – 9,3
Galle	7,8 – 8,6
Bauchspeicheldrüse	8,0 – 8,5
Dickdarm	5,0 – 7,0

Unser Magen bildet Säuren und Basen

Den Magen kennen die meisten Menschen nur als Produktionsstätte der Magensäure. Weniger bekannt ist dagegen, daß neben der Magensäure auch Basen gebildet werden. Dieses basische Natriumbicarbonat dient den anderen Verdauungsdrüsen, also der Bauchspeicheldrüse oder der Galle, als Baustein für ihre Verdauungssäfte. Treffen deren basischen Sekrete im Darm auf die Magensäure, vereinigen sie sich erneut zu ihren Ausgangsprodukten Kochsalz, Wasser

Schnelle Hilfe bei Sodbrennen
Ein Zuviel an Säure ist zwar der Auslöser von Sodbrennen, die eigentliche Ursache für diese unangenehmen Verdauungsbeschwerden ist jedoch ein Basennotstand im Magen. Es nützt also wenig, nur die Säurefreisetzung zu hemmen – damit jagt man den falschen Täter. Viel wichtiger ist es, dem Organismus die fehlenden Basen zur Verfügung zu stellen und dadurch die Verdauung wieder anzukurbeln.
Unsere Großeltern wußten noch um diese Zusammenhänge: Wer an einer Übersäuerung des Magens litt, nahm (basisches) Natron und keine säurehemmenden Medikamente ein.

und Kohlendioxid. Der Ausstoß des basischen Natriumbicarbonat findet gleichzeitig mit der Magensaftproduktion statt.

Basenmangel verzögert die Verdauung

Oft fehlen dem Körper aber die nötigen Basen, um die Verdauungsdrüsen ausreichend zu versorgen. Eine unmittelbare Auswirkung des Basenmangels ist, daß die Gallenblase und die Bauchspeicheldrüse nur sehr langsam arbeiten – sie treten gewissermaßen in den Bummelstreik. Und das hat weitere Folgen, denn wenn deren Verdauungsfunktionen teilweise ausfallen, wird die Nahrung im Magen solange festgehalten, bis sich der Stau im Zwölffingerdarm aufgelöst hat. Die Symptome sind vielen Menschen bekannt: Aufstoßen und Völlegefühl.
Natürlich tut unser Magen in dieser Situation sein Äußerstes, um die fehlenden Basen bereitzustellen. Er produziert fleißig Basen – und damit gleichzeitig Magensäure! Sodbrennen nach einem üppigen Essen ist also der Hilfeschrei unseres Körpers nach Basen.

Unser Blut – ein ganz empfindlicher Saft

Sind bei den Sekreten des Verdauungssystems größere Schwankungen im Säure-Basen-Verhältnis möglich und auch notwendig (siehe Tabelle S. 12), muß der pH-Wert des Blutes dagegen sehr konstant zwischen 7,36 und 7,43, also in einem schwach basischen Bereich, gehalten werden. Sinkt er unter 7,2 ab, besteht akute Lebensgefahr (Säuretod)!

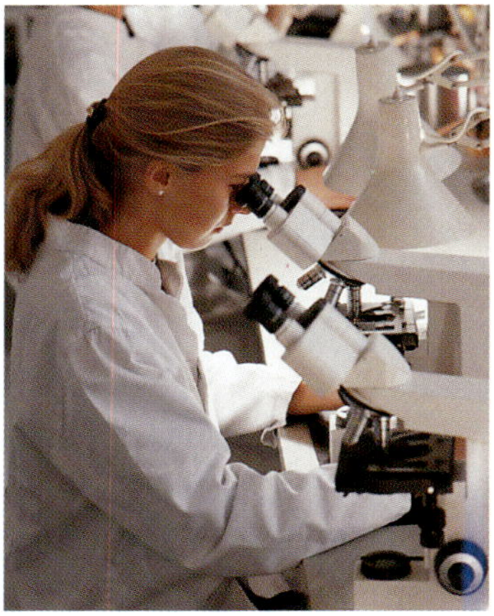

Da bereits so geringe Abweichungen verheerende Wirkung haben können, ist die Einhaltung des Blut-pH-Wertes von größter Wichtigkeit. Doch das ist gar nicht so einfach bei den vielen Einflüssen, denen das Blut ständig unterworfen ist. Schließlich ist es das Transportvehikel unseres Körpers: Es befördert Nährstoffe zu den Zellen und schleust Abfallprodukte zu den Ausscheidungsorganen, wie beispielsweise zur Niere oder zur Lunge. Die Inhaltsstoffe des Blutes ändern sich daher von Minute zu Minute.

Damit bei diesen Stoffwechselprozessen der pH-Wert nicht sofort aus dem Gleichgewicht gerät, enthält das Blut stets eine Reihe von Stoffen, die die Wirkung starker Säuren oder Basen etwas »entschärfen« – die Puffersysteme. Dazu gehören vor allem zwei Substanzen: der rote Blutfarbstoff, das Hämoglobin, und Bicarbonat, eine Verbindung aus Sauer-, Wasser- und Kohlenstoff.

Puffersysteme schützen das Blut vor einer Übersäuerung

Interessanterweise finden sich im Blut nur Regulatoren, die vor einem Säureangriff schützen. Diese Einrichtung der Natur zeigt, daß eine Übersäuerung eine weitaus größere Gefahr für den Stoffwechsel darstellt als ein Basenüberschuß.

Das Bindegewebe – der große Säurefänger

Die Puffersysteme des Blutes fangen ein Zuviel an Säuren ab und ermöglichen somit eine rasche Feineinstellung des pH-Wertes. Gelangen jedoch große Säuremengen in den Blutkreislauf, sind diese Regulatoren früher oder später verbraucht. Damit der pH-Wert des Blutes dann nicht »umkippt«, muß der Körper den Säureüberschuß vorübergehend andernorts zwischenlagern. Und das geschieht in einem wichtigen Bereich des Körpers – dem Bindegewebe.

Als Bindegewebe bezeichnet man eine Substanz, die sich in den winzigen Spalten zwischen den einzelnen Körperzellen befindet. Dieses Gewebe ist von großer Bedeutung für die Abläufe im Organismus, denn die gesamte Versorgung der Zellen mit Nährstoffen und der Abtransport ihrer Abbauprodukte muß immer über diese kleinen Zwischenräume erfolgen. Und nicht nur das: Auch die Informationsweitergabe vom Nervensystem zu den Zellen und umgekehrt ist von der Funktionstüchtigkeit dieser extrazellulären Umgebung abhängig.

Das Bindegewebe – der große Säurefänger

Denn die Botenstoffe des Nervensystems – die sogenannten Neurotransmitter – können ihre Botschaften, also die Nervenimpulse, nur auf dem Weg durch dieses Stützgewebe übermitteln.
Das Bindegewebe hüllt alle Zellen des Körpers wie eine Schutzschicht ein. Dabei stellt es ein wichtiges Bindeglied zwischen den Körperzellen und den Ausscheidungsorganen dar: Es schluckt Giftstoffe aus dem Blutkreislauf genauso bereitwillig wie Stoffwechselgifte, die bei einer gestörten Organfunktion vermehrt produziert werden.

Überschüssige Säuren werden im Bindegewebe zwischengelagert

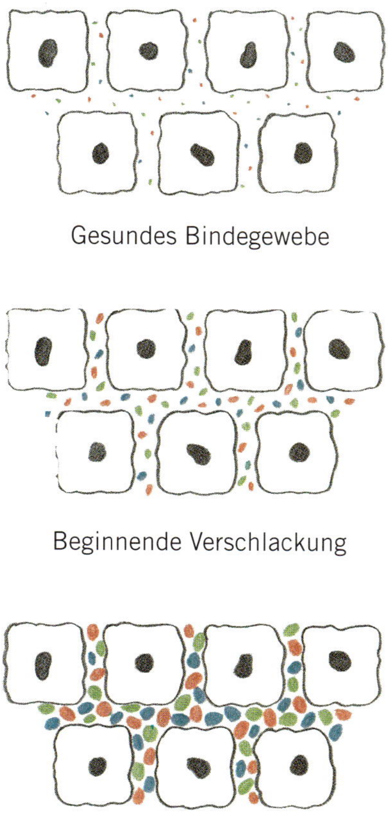

Gesundes Bindegewebe

Beginnende Verschlackung

Starke Verschlackung des Bindegewebes behindert die Ver- und Entsorgung der Körperzellen

So wirken Säuren im Körper

Säuren zerstören die Kollagenfasern und verursachen damit ein schlaffes Bindegewebe

Das auch als »Urmeer« des Körpers bezeichnete Bindegewebe gleicht bei vielen Menschen heute leider eher einer überladenen Mülldeponie, und die dort abgelagerten Schlackenstoffe behindern den Stoffwechsel der Zellen ganz erheblich. Denn ist diese Transitstrecke zwischen Blutgefäßen und Zellen verstopft, wird der Transport von Nährstoffen zu den Zellen zusehends schwieriger, und die Entsorgung der Zellabfälle klappt genauso schlecht.
Auch die Säuren landen, wenn die Puffersysteme im Blut erschöpft sind, im Bindegewebe. Dort werden sie von den Kollagenfasern abgefangen, die im Bindegewebe ein dichtes Maschenwerk bilden. Die Säuren sind jedoch dadurch, daß sie sich an die kollagenen Fasern anlagern, noch lange nicht »entschärft« – ihre saure Wirkung bleibt nach wie vor bestehen. Zudem zerstören sie auf Dauer die Kollagenfasern, die das Gewebe stützen und den Körper in Form halten. Diese Säureschäden sind oft mit bloßem Augen sichtbar: Das Gewebe wird schlaff und ausgeleiert. Die ungeliebte Cellulitis und Falten können sich also um so leichter bilden, je mehr Säuren das Bindegewebe verstopfen und den Stoffwechsel belasten.

Das kann das Bindegewebe schädigen:

- Die Nahrung: die Zusammensetzung der Nährstoffe, ihr Gehalt an Vitalstoffen, aber auch ihre Belastung mit Umweltgiften und Rückständen wie Pestiziden und Schädlingsvernichtungsmittel.
- Ein Ungleichgewicht zwischen individueller Verdauungsfähigkeit und der aufgenommenen Nahrung. Schwer verdauliche Nahrung führt zu Fehlverdauungsprozessen und damit zur Freisetzung von Giftstoffen im Organismus. Und auch diese landen im Bindegewebe.
- Übermäßiger Konsum von Genußmitteln wie Nikotin, Alkohol und Kaffee, aber auch viele Arzneimittel verschlacken das Bindegewebe.
- Der gesunde Darm besitzt eine wichtige Filterfunktion für die unzähligen Giftstoffe, die wir täglich mit der Nahrung schlucken. Ist die Darmschleimhaut aber geschädigt, gelangen mehr Gifte in den Stoffwechsel als uns lieb ist, und damit ins Bindegewebe.
- Die Funktionsfähigkeit der großen Ausscheidungsorgane hat ebenfalls einen entscheidenden Einfluß darauf, ob unser Bindegewebe in Bestform ist. Besonders wichtig für eine ständige Entgiftung des Organismus sind die Leber, die Nieren und natürlich der Darm.

So werden Säuren ausgeschieden

Selbstverständlich ist der Organismus bestrebt, die überschüssigen Säuren nicht nur notfallmäßig im Bindegewebe zwischenzulagern, sondern möglichst vollständig aus dem Körper zu befördern. Zwei große Ausscheidungsorgane stehen ihm dafür zur Verfügung: die Lunge und die Nieren.
In der Lunge werden vor allem die gasförmigen Säuren mit der Atmung aus dem Körper entfernt. Dies geschieht automatisch: Sinkt der pH-Wert des Blutes, atmen wir tiefer und schneller als normal.
Die wichtigere Rolle bei der Säureausscheidung spielen aber zweifellos die Nieren, die die Säuren mit dem Urin ausschwemmen. Allerdings müssen die Säuren, bevor sie in den Urin abgegeben werden können, zunächst durch Basen neutralisiert werden. Zwar gibt es in den Nieren bestimmte »Basen-Sparmechanismen«, mit denen die wertvollen Basen zum Teil zurückgewonnen werden können. Aber für den ganz großen Säureangriff auf den Körper gilt: Auch die Nieren können nicht unbegrenzt Säuren umwandeln.

Hausputz – Selbstreinigung des Bindegewebes

Von Zeit zu Zeit wird das Bindegewebe einer Selbstreinigung unterzogen. Bei diesen Stoffwechselprozessen werden die Säuren, die im Netzwerk der Kollagenfasern zwischengelagert wurden, allmählich herausgelöst und anschließend den Ausscheidungsorganen zugeführt.
Der wichtigste Vorgang zur Entsorgung der Altlasten im Bindegewebe wurde bereits im Abschnitt »Unser Magen bildet Säuren und Basen« (Seite 12) erwähnt: Bei der Nahrungsverdauung im Magen wird neben der Salzsäure für den Magensaft gleichzeitig eine bestimmte Base hergestellt – das Natriumbicarbonat. Dieses gelangt zunächst ins Blut und dann mit dem Blutkreislauf in die anderen großen Verdauungsorgane Bauchspeicheldrüse, Galle und Dünndarm.
Solange die Nahrung im Magen verarbeitet wird, kommt es durch die Produktion von Magensäure also gleichzeitig zu einem Anstieg des basischen Natriumbicarbonats im Blut. Wie eine Flut spült es in den Stunden nach dem Essen die Säuren aus dem Bindegewebe heraus und transportiert sie zu den Nieren, wo sie mit dem Urin schließlich

Nach dem Essen reinigen Basenfluten das Bindegewebe von Säuren

ausgeschieden werden. Dieser Vorgang ist sehr wichtig, denn nur so kann sichergestellt werden, daß die Nährstoffe problemlos zu den Zellen gelangen können.
Die Wirkung der Basenfluten läßt sich übrigens sehr eindrucksvoll nachweisen: In der Zeit nach dem Essen ist der Urin basischer als sonst. Vorausgesetzt, der Säure-Basen-Haushalt ist im Gleichgewicht.
Noch ein zweiter Stoffwechselvorgang sorgt dafür, daß die Säuren im Bindegewebe nicht zum Dauergast werden. Wenn in der Ruhezeit des Körpers während der Nacht weniger Säuren anfallen, kann das Blut wieder mehr Säuren aufnehmen. Der Prozeß, der in der aktiven Stoffwechselphase am Tag zur Auslagerung der Säuren aus dem Blut in das Bindegewebe geführt hatte, wird nun umgekehrt. Dieser Weg der Säureausscheidung ist allerdings nicht so effektiv wie die Reinigung durch die Basenfluten. Denn das Blut kann auch während der Nachtzeit nur soviel Säuren aufnehmen, wie es sein pH-Wert zuläßt. Und dieser liegt, wie bereits gesagt (Seite 13), in einem sehr eng begrenzten Bereich. Auch dieser Reinigungsvorgang läßt sich im Urin nachweisen: Der Morgenurin, mit dem der Körper die Säuren der nächtlichen Reinigungsaktion ausscheidet, hat in der Regel einen sauren pH-Wert.

Sogar nachts werden Säuren aus dem Bindegewebe entfernt

Alarm – die Säuredeponie läuft über

Die vorübergehende Auslagerung von Säuren im Bindegewebe stellt für den Organismus einen lebensnotwendigen Mechanismus dar, um den pH-Wert des Blutes stets konstant zu halten. Denn nur mit Hilfe dieses Zwischendepots kann die wichtige Transportfunktion des Blutes für alle notwendigen Substanzen auch weiterhin sichergestellt bleiben.
Das Bindegewebe, das ungefähr zwei- bis dreimal so groß ist wie die Leber, kann verhältnismäßig große Säuremengen aufnehmen. Werden diese Säuren aber nicht ausreichend wieder entsorgt, oder übersteigt der Nachschub von Säuren aus dem Stoffwechsel die Ausscheidungsmöglichkeiten des Organismus, quillt auch dieser große Säurespeicher irgendwann über.
Hatte bis zu diesem Zeitpunkt das Bindegewebe als schützende Hülle die Organzellen vor dem Säureangriff bewahren können, greifen die

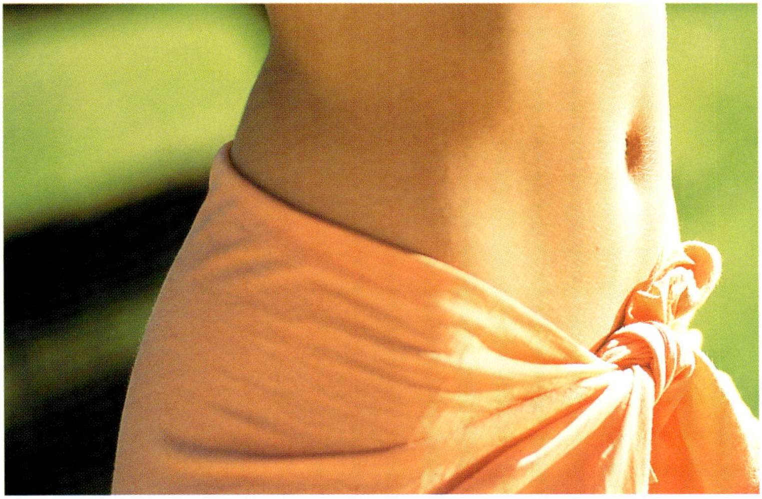

Säuren nun zunehmend in den Zellstoffwechsel ein. Die Beeinträchtigungen, die dadurch hervorgerufen werden, machen sich allmählich unübersehbar bemerkbar: Säurehaltige Ablagerungen zerstören das Knorpelgewebe der Gelenke und führen zu Arthrosen. Auch die Fließeigenschaft des Blutes verschlechtert sich in einem übersäuerten Gewebe. Die roten Blutkörperchen verlieren ihre Elastizität, sie werden starrer und gelangen nicht mehr so problemlos durch die feinsten Blutgefäße – die Kapillaren. Durch andauernde Säurebelastung des Körpers gerät daneben die Sauerstoffversorgung der Organe in Gefahr. Durchblutungsstörungen sind also auf eine Übersäuerung des Organismus zurückzuführen. Säureablagerungen in Muskeln und Sehnen sind schließlich für den äußerst unangenehmen Weichteilrheumatismus verantwortlich.

Aber nicht nur die Säurewirkung innerhalb der Zellen, auch die erschwerte Ausscheidung der Säuren aus dem Körper kann zu Krankheiten führen. Wie Sie bereits wissen, müssen überschüssige Säuren in den Nieren zuerst neutralisiert werden, bevor sie mit dem Urin ausgeschieden werden können. Stehen dem Organismus dafür aber nicht genügend Basen zur Verfügung, muß er die Säuren auf andere Weise »entschärfen«. In seiner Not greift er dann auf basisch reagierende Mineralien zurück. Dazu gehört vor allem das Calcium, das für den

Wenn das Bindegewebe keine Säuren mehr aufnehmen kann, schädigen die Säuren den Stoffwechsel der Organe

Aufbau der Knochen und Zähne von großer Bedeutung ist. Knochenerkrankungen (Osteoporose) und Karies werden durch eine Übersäuerung des Organismus also extrem begünstigt.

Säureüberschuß hemmt die Verdauung

Basen sind für die Enzymherstellung unentbehrlich

Schließlich ist eine weitere Funktion des Körpers eng mit dem Säure-Basen-Haushalt verbunden – die Verdauung. Wie zu Beginn dieses Kapitels bereits geschildert, hängt eine vollständige Verdauung unserer Nahrung wesentlich von der richtigen Zusammensetzung der Verdauungsfermente ab. Besteht bei dem Organismus infolge einer Übersäuerung ein Basendefizit, können die wichtigen Verdauungsdrüsen, also die Bauchspeicheldrüse, die Galle und der Dünndarm, nicht mehr mit genügend basischen Bausteinen beliefert werden, die sie für ihre Enzymproduktion benötigen. Die Verdauung kann deshalb nur sehr mühsam ablaufen. Fehlerhafte Verdauungsprozesse wie Gärung oder Fäulnis sind dann die zwangsläufige Folge.

Kapitel 3

Woher kommt die viele Säure?

Im vorigen Kapitel war viel die Rede davon, wie die Verdauungsorgane unseres Organismus wirken und welche Schäden Säuren im Körper anrichten können. Wie aber ist es zu erklären, daß eine Übersäuerung des Stoffwechsels so viel wahrscheinlicher ist als ein Zuviel an Basen?

Basen können wir ausschließlich mit der Nahrung aufnehmen. Auch Säuren beziehen wir aus der Nahrung – doch im Gegensatz zu den Basen produziert unser Körper unter bestimmten ungünstigen Bedingungen Säuren selbst und erhöht damit noch seinen Säurespiegel. Dies geschieht beispielsweise bei einer chronischen Fehlverdauung: durch Gärungsprozesse werden im Darm Säuren freigesetzt, die in den Körperkreislauf gelangen und den Stoffwechsel zusätzlich belasten. Daneben verursacht Streß oder ein starker Mißbrauch von Genußmitteln einen Anstieg des Säuregehalts im Körper. Auch bestimmte säurebelastende Medikamente führen dem Organismus mehr Säuren zu, als gut für ihn ist. Und daß bei Funktionsstörungen der Nieren oder der Leber sowie bei der Zuckerkrankheit vermehrt Säuren gebildet werden, ist bereits seit langem bekannt.

Übersäuerung ist vielfach eine Folge falscher Lebensweise

Doch damit nicht genug: Durch unsere Lebenweise geben wir unserem Körper immer weniger Gelegenheit, überschüssige Säuren loszuwerden. Dazu zählen vor allem zwei Unterlassungen: zu wenig trinken und kaum Bewegung.

Viele Menschen nehmen vergleichsweise wenig Flüssigkeit zu sich – zu wenig, um die Säuren mit dem Urin ausschwemmen zu können. Und das, was sie trinken, fördert vielfach noch mehr die Säurebildung als die Entsorgung der schädlichen Säuren. Der Bewegungsmangel, unter dem heute viele Menschen leiden, führt außerdem dazu, daß immer weniger Säuren über die Lunge abgeatmet oder über den Schweiß ausgeschieden werden können.

Basen können vom Körper leichter ausgeschieden werden als Säuren

Mit einem Zuviel an Basen wird unser Körper dagegen weitaus besser fertig. Leichtere Verschiebungen des pH-Wertes im Blut können ohne weiteres durch eine flachere, weniger tiefe Atmung ausgeglichen werden. Den Rest erledigen problemlos die Nieren. Die Erklärung für den mühelosen Abbau eines Basenüberschusses kennen Sie bereits: Basen können ohne vorherige »Aufbereitung« abgebaut werden, wohingegen Säuren erst durch Basen neutralisiert werden müssen, bevor sie mit dem Urin oder beim Schwitzen vom Körper ausgeschwemmt werden können. Eine zu basische Stoffwechsellage ist deshalb äußerst selten. Nur bei langanhaltendem Erbrechen kann durch ein Überwiegen der Basen der pH-Wert des Blutes einmal aus dem Gleichgewicht geraten.

Die vielfältigen Ursachen der Übersäuerung zu verstehen und zu erkennen, sollte daher der erste Schritt sein, um den eigenen Körper vor einer drohenden Säurekatastrophe zu bewahren. Doch jeder Mensch reagiert unterschiedlich auf die verschiedenen Risikofaktoren: Was bei einem noch ohne Probleme ausgeglichen werden kann, führt bei einem anderen bereits zu gesundheitlichen Störungen. Dieses Kapitel soll Ihnen dabei helfen, »Ihr« persönliches Risikoprofil zu erstellen.

Saure Nahrung – saurer Mensch

Die mit Abstand größte Bedeutung für den Säure-Basen-Haushalt des Körpers hat die Ernährung. So kann man Nahrungsmittel dahingehend unterscheiden, ob sie einen säuernden oder einen basischen Einfluß auf den Stoffwechsel ausüben oder neutral wirken.

- **Basenliefernde Nahrungsmittel:** Zu ihnen zählen Lebensmittel, die basische Mineralstoffe wie Kalium, Calcium, Magnesium oder Eisen enthalten. Basenlieferanten sind also vor allem Gemüse (besonders Kartoffeln), Obst, Milch und Sahne, Gewürze und Kräuter sowie kaltgepreßte Pflanzenöle.
- **Säureliefernde Nahrungsmittel:** Sie sind hauptsächlich für die Ansäuerung des Stoffwechsels verantwortlich. Säurelieferanten enthalten vorwiegend saure Mineralstoffe wie Phosphor, Chlor oder Schwefel. In diese Gruppe gehören vor allem eiweißhaltige Lebensmittel, wobei aber zwischen pflanzlichen und tierischen Eiweißen unterschieden werden muß: Tierisches Eiweiß beeinträchtigt den Stoffwechsel stärker als pflanzliches. Zu den größten

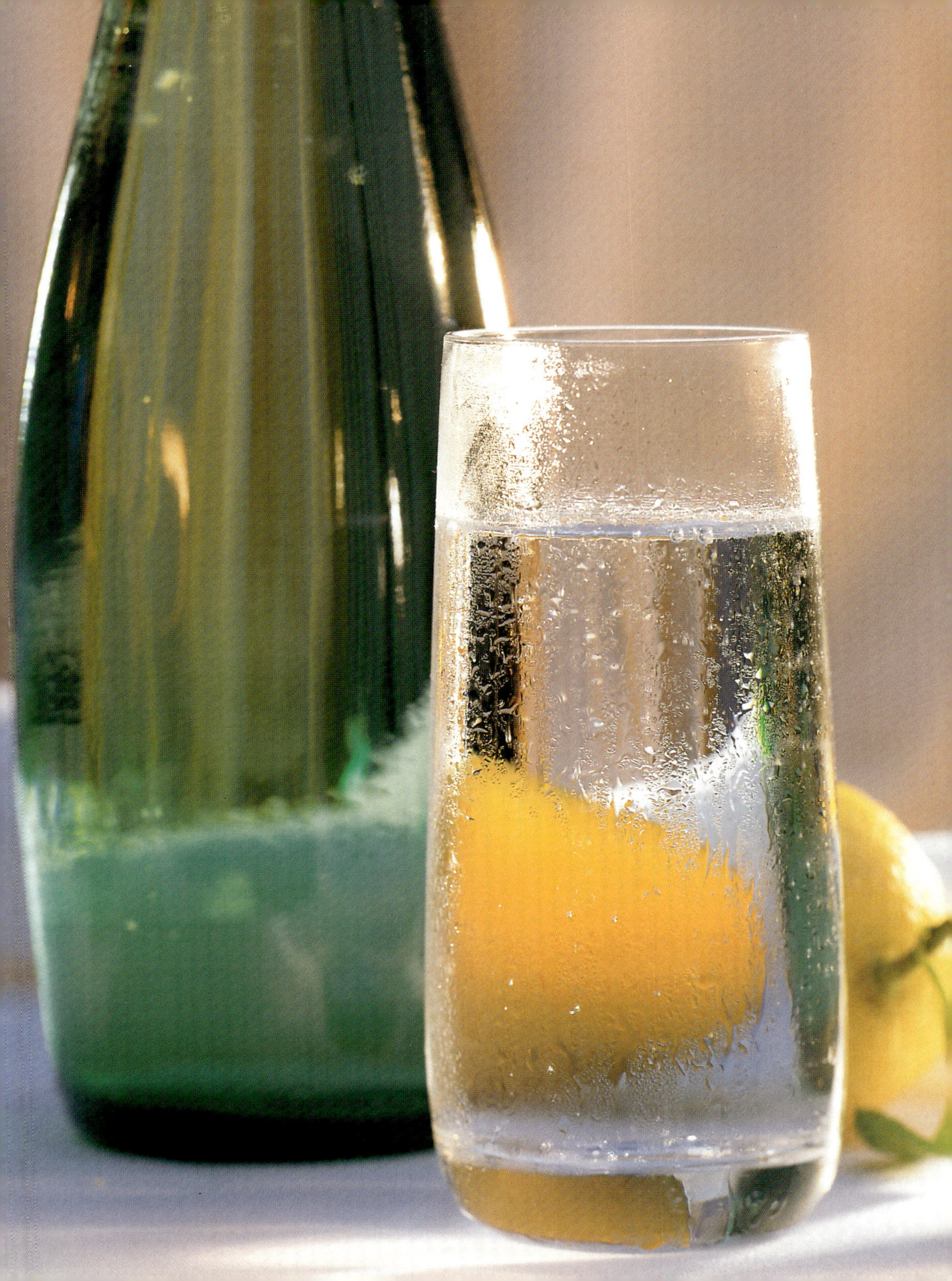

Säurelieferanten zählen daher Fleisch, Fisch, Käse und Sauermilchprodukte wie Joghurt oder Quark. Aber auch Getreide und Getreideprodukte, zum Beispiel Nudeln oder Brot, erhöhen das saure Milieu.

- **Basenverbrauchende Nahrungsmittel:** Sie enthalten zwar selbst keine Säuren, benötigen aber für ihre Verarbeitung wertvolle Basen und verstärken durch diesen Basenentzug die saure Stoffwechsellage im Organismus. »Basenräuber« sind Genußmittel wie Nikotin oder Alkohol. Auch Konserven, Colagetränke, Limonaden oder erhitzte, gehärtete Fette, Weißmehl, Kuchen und weißer Zucker gehören in diese Gruppe.
- **Neutrale Lebensmittel:** Sie haben keinen Einfluß auf den Säure-Basen-Haushalt. Hierzu zählen unter anderem stilles Mineralwasser, Butter, naturbelassene Fette und Öle.

Auf unserem Speiseplan stehen heute immer mehr säurehaltige Nahrungsmittel

Eigentlich ist es bei dem reichhaltigen Angebot an frischen Lebensmitteln rund ums Jahr nicht schwierig, sich ausgewogen und somit basenreich zu ernähren. Doch die Ernährungsgewohnheiten in unserer Gesellschaft haben sich in den vergangenen Jahrzehnten grundlegend gewandelt: Immer mehr säurehaltige Nahrungsmittel bestimmen unseren Speiseplan. Kam noch in der ersten Hälfte unseres Jahrhunderts Fleisch nur an Sonntagen auf den Tisch, ist es heutzutage für viele der Mittelpunkt einer »vollwertigen« Mahlzeit. Basenhaltiges Gemüse wird dagegen zur minderwertigen Beilage degradiert. Wegen zunehmender Zeitknappheit greifen auch immer mehr Menschen zu Fertiggerichten und Konserven. Mit einem steigenden Konsum von Kaffee versuchen sie vergeblich, eine Müdigkeit zu bekämpfen, die ihre Ursache in einer Übersäuerung des Stoffwechsels hat, und verstärken damit, ohne es zu wollen, ihre Symptome. Und mit Nikotin soll ein Nervensystem beruhigt werden, das im Säurenotstand des Körpers nur noch »SOS« funkt.

Gerade der Prokopfverbrauch des »Basenfressers« Zucker ist in den letzten einhundert Jahren um das Zehnfache angestiegen. Dabei ist nicht nur der Verzehr von süßen Naschereien wie Bonbons, Schokolade oder Eiscreme zu berücksichtigen. Schon Kleinkinder werden mit dem dauernden Nuckeln von stark gesüßtem Fertigtee ruhiggestellt. Noch bevor der erste Zahn das Licht der Welt erblickt, sind ihre Ge-

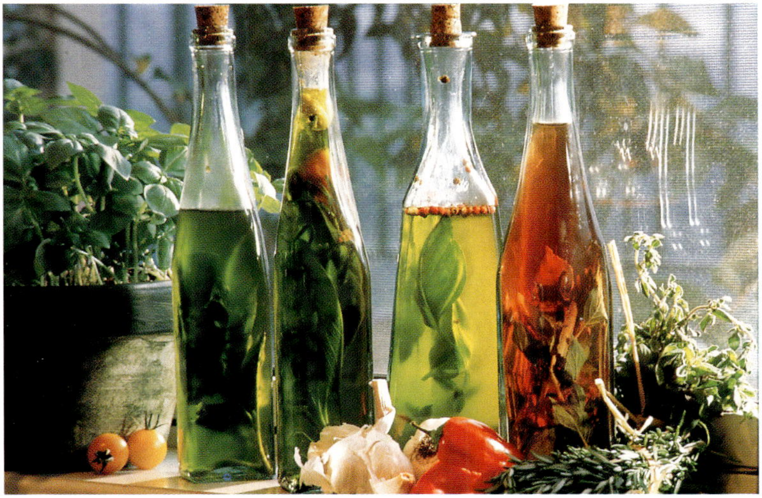

schmacksnerven bereits auf »süß« programmiert – eine Weichenstellung, die sich in den nächsten Lebensjahren so leicht nicht wieder rückgängig machen läßt.

Die Lebensmittelindustrie hat den Wunsch des Verbrauchers nach einem ausgeprägt süßen Geschmack längst erkannt und trägt mit einer reichhaltigen Produktpalette von mehr oder weniger vorverarbeiteten, stark gesüßten Nahrungsmitteln dieser Vorliebe Rechnung. Obstsäfte, Ketchup und »Frucht«-Joghurt sind nur einige Vertreter der Lebensmittel, bei denen durch einen überhöhten Zuckeranteil dem Geschmack des Konsumenten entgegengekommen wird. Der Eigengeschmack der verwendeten Rohstoffe bleibt dabei jedoch ganz klar auf der Strecke.

Viele vorverarbeitete Lebensmittel sind stark gezuckert und verbrauchen dadurch wertvolle Basen

Der Wunsch des Verbrauchers steht auch bei einer anderen Entwicklung Pate. In einer Gesellschaft, in der Zeitnot, aber auch Bequemlichkeit einen hohen Stellenwert einnehmen, verspüren immer mehr Zeitgenossen Kauen eher als Qual denn als genüßliche Begleiterscheinung einer schmackhaften Mahlzeit. Da liegen kompakte Vollkornbrote natürlich nicht im Trend. Und auch dieses Bedürfnis wird bei der Produktion von Lebensmitteln berücksichtigt. Durch eine intensive Aufbereitung von Mehl wird das Weißmehl hergestellt, aus dem so herrlich lockere Brote und Brötchen gebacken werden. Schon nach wenigen Bissen schmelzen sie im Mund förmlich dahin. Leider bleibt beim starken Ausmahlen des Getreides der größte Teil der Vitamine auf der Strecke. Besonders hart trifft es aber die Mineralien, die vorwiegend in den Randschichten des Getreidekorns und im Keimling angesiedelt sind. Weißmehlerzeugnisse belasten den Stoffwechsel daher nur noch als Basenkiller, ohne irgendwelchen Nutzen zu bringen. Leere Kalorien – sonst nichts!

Trinken schwemmt Säuren aus

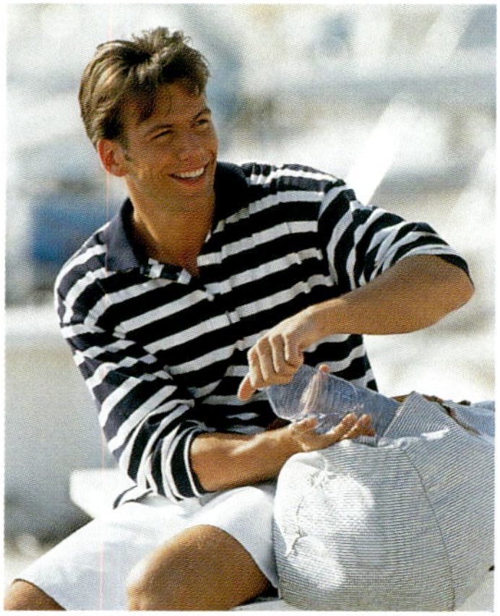

Auch eine ungenügende Flüssigkeitsaufnahme hat auf den Säure-Basen-Haushalt weitreichende Folgen. Trinken wir nämlich nicht genug, können die überschüssigen Säuren schlechter über Urin oder Schweiß ausgeschieden werden.
Auch wenn wir uns kaum körperlich anstrengen, benötigt unser Körper täglich, je nach Körpergewicht, zwischen zwei und drei Liter Flüssigkeit. Bei stärkerer Schweißsekretion, also im Sommer oder beim Sport, kann der Flüssigkeitsbedarf sogar um ein bis zwei Liter höher liegen. Leider ist das Durstgefühl bei den Menschen sehr unterschiedlich ausgeprägt. Während Männer weniger Probleme haben, ihren Flüssigkeitsbedarf zu decken, klagen vor allem Frauen häufig über Durstlosigkeit und müssen sich oft dazu zwingen, die ausreichende Menge zu trinken.
Und noch eine Tendenz unserer modernen Zeit erhöht die Säurebilanz: Viele Menschen trinken nicht nur zu wenig – wenn sie trinken, nehmen sie häufig auch das falsche zu sich. Zuckerhaltige Limonaden, Colagetränke oder Bohnenkaffee belasten das Bindegewebe sogar noch zusätzlich mit Säuren.

Ungenügendes Trinken verhindert die Säureausscheidung über Urin und Schweiß

Beobachten Sie Ihre Urinausscheidung
Reichhaltiges Trinken fördert die Säureausscheidung über den Urin. Doch trinken wir auch genügend? Vielleicht überprüfen Sie selbst über einige Tage Ihre Trinkgewohnheiten und beobachten Ihren Urin. Als Faustregel für einen ausgeglichenen Flüssigkeitshaushalt gilt: Der Urin sollte stets eine hellgelbe Farbe besitzen.

Ohne Schweiß keinen Preis

Die industrielle Revolution hat das Leben jedes einzelnen grundlegend verändert. Mußten die Menschen des achtzehnten Jahrhunderts ihr Tagwerk noch unter Aufbietung erheblicher Muskelkraft vollbringen, reicht in unserer maschinellen Welt bei den meisten Tätigkeiten nur noch ein Knopfdruck. Nicht der Bizeps ist mehr gefragt – wichtiger sind geistige Fähigkeiten, Wachsamkeit und Konzentration.
Auch große räumliche Entfernungen werden mühelos zurückgelegt. Kostete es vor zweihundert Jahren noch große Anstrengungen, den Atlantik zu überqueren, schafft es heutzutage die Concorde innerhalb weniger Stunden – und ohne, daß auch nur ein Mensch große Muskelkräfte einsetzen muß. Das gleiche gilt auch im kleinen privaten Bereich: Den Weg zur Arbeit brauchen wir nicht mehr in einem mühsamen Fußweg zurücklegen, nur der Gang zur Garage oder vom Parkplatz ins Büro ist geblieben. Keine Gelegenheit also, auch nur im entferntesten ins Schwitzen zu geraten.
Doch all diese Vorteile, die uns der technische Fortschritt bietet, haben kaum merkbare, aber weitreichende Folgen für unsere Gesundheit: Sie berauben unserem Körper immer mehr der Möglichkeiten, einen Teil der Säuren einfach als Kohlensäure abzuatmen. Je tiefer wir atmen, um so besser gelingt die Entsäuerung, und das geschieht bekanntlich, wenn wir uns körperlich betätigen. Auch die Haut kann durch die Absonderung von saurem Schweiß das ihre zur Entsäuerung beitragen. Doch ohne Schweiß keinen Preis! Wer nur faul auf der Bärenhaut liegt, wird seine Säuren kaum los.

Regelmäßige Bewegung ist ein wichtiger Schutz auf dem Weg zur Entsäuerung des Organismus

Streß macht uns sauer

Trotz aller technischer Errungenschaften ist das moderne Leben nicht leichter geworden. Unsere Muskeln sind zwar nicht mehr so stark wie in früheren Zeiten gefordert, dafür um so mehr unser Nervenkostüm: Hektik und zuwenig Zeit belasten viele Menschen heute stärker als körperliche Anstrengung.
Die Summe sämtlicher äußeren und inneren Einflüsse, auch Stressoren genannt, bezeichnen wir als Streß. Und Streß hat viele Gesichter: Verkehrschaos, Parkplatzsuche, aber auch ständige Lärmbela-

stung, Arbeitsüberforderung und Ärger in der Familie zehren an den Nerven. Um zu verstehen, welche Auswirkungen Streß auf unseren Säure-Basen-Haushalt und somit auf unsere Gesundheit hat, müssen wir wissen, was unter Streßeinwirkung in unserem Körper geschieht.

Was Streß im Organismus bewirkt

Unter Streß arbeitet unser Organismus auf Hochtouren. Denn da Streßsituationen für ihn gleichbedeutend sind mit Gefahr, mobilisiert er in solchen Augenblicken zusätzliche Kraftreserven – wir sind plötzlich zu Höchstleistungen fähig.

Streß und Übersäuerung verstärken sich gegenseitig

Die Befehlsgewalt übernimmt dabei das vegetative Nervensystem, das als Vermittler zwischen Gehirn und Körper zwischengeschaltet ist und die Funktionen wichtiger Organe wie des Magens und des Darms, aber auch der Blutgefäße und Drüsen reguliert. Unter Streßbelastung feuert nun ein Teil dieses Nervensystems – der Sympathikus – den Stoffwechsel zu noch mehr Aktivität an. Dadurch wird jedoch nicht nur ein Energieschub freigesetzt – in den Zellen fallen auch mehr saure Stoffwechselschlacken an!

Saurer Organismus – die optimale Umgebung für Streßhormone

Säure-Basen-Haushalt und vegetatives Nervensystem stehen sogar in einer engen wechselseitigen Beziehung. Streßhormone wie das Adrenalin sind in einem sauren Milieu wirkungsvoller als in einem basischen. Eine Übersäuerung des Stoffwechsels bedeutet also dementsprechend, daß die Streßhormone eine hervorragende Arbeitsumgebung vorfinden. Für den Organismus heißt das gleich zweifachen Streß.

Kapitel 4

Krank durch zuviel Säure

Übersäuerung – ein Krimi mit vielen Folgen

Bei einer Übersäuerung können alle Organe des Körpers geschädigt werden

Der Säure-Basen-Haushalt beeinflußt alle Organfunktionen. Denn die Ver- und Entsorgung sämtlicher Körperzellen erfolgt über das Bindegewebe (Seite 14) und ist deshalb von seinem Zustand abhängig. Wie gut sie ernährt werden und wie gut sie sich von ihren schädlichen Abbauprodukten reinigen können, wird also maßgeblich davon bestimmt, wie viele säurehaltigen Schlackenstoffe das feine Gitternetz der Bindegewebsfasern verstopfen.

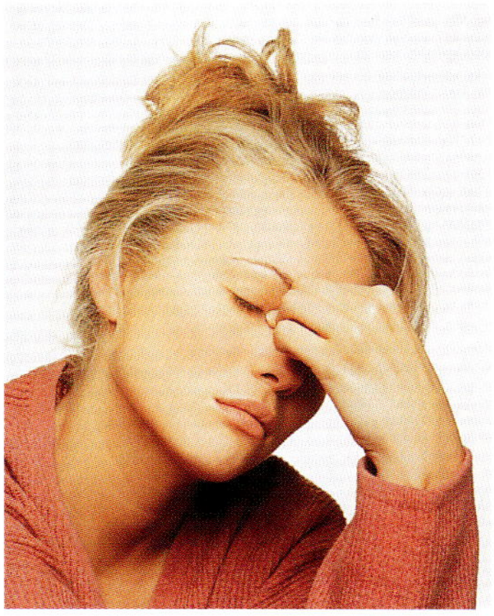

Unser Körper ergreift jeden Strohhalm, um sich dieser giftigen Ablagerungen zu entledigen. Dabei können auch scheinbar unbeteiligte Gewebe, wie zum Beipiel die Knochen, geschädigt werden. Wie ist dies zu erklären? Um säurehaltige Stoffe entsorgen zu können, muß der Organismus auf basische Mineralien zurückgreifen, mit denen die Säuren zuerst neutralisiert werden, bevor sie ausgeschieden werden können. Und dafür wird unter anderem auch der wichtige Knochenbaustein Calcium herangezogen. Da wird sogar der stärkste Knochen weich!
Gelingt es dem Körper nicht, die Säuren wieder auszuscheiden, verlagert er sie außerdem in für ihn weniger wichtige Gewebe. Dort können die Säuren dann ihre unheilvolle Arbeit fortsetzen – in Sehnen, Muskeln und Gelenken, aber auch im Nervensystem und in den Blutgefäßen.
Die Auswirkungen sind oft sogar mit bloßem Auge sichtbar: Die Säuren zerstören auf Dauer die Kollagenfasern, die dem Bindegewebe Festigkeit verleihen. Die Haut ist nicht mehr straff, sondern schlaff und wellig. Es entsteht die unansehnliche Orangenhaut – auch Cellulitis genannt. Zuviel Säure macht also nicht nur krank, sondern auch alt und häßlich.

Krank durch zuviel Säure

Die Übermacht der Säuren hat schließlich auch Folgen für die Verdauung. Der krankmachende Kreislauf ist Ihnen bereits bekannt: Nehmen wir mit der Nahrung zuviel Säuren zu uns, verfügen wir vergleichsweise über zuwenig Basen (Seite 12). Aus diesem Grund können wichtige basische Verdauungsenzyme, die wir für die Aufspaltung der Nährstoffe benötigen, nicht hergestellt werden. Die Nahrung wird deshalb in der nächsten Station im Verdauungstrakt, im Darm, nur ungenügend aufgeschlüsselt. Stattdessen finden hier üble Zersetzungsvorgänge statt, die vor allem eine Wirkung haben: Es entstehen dabei noch schädlichere Giftstoffe. Das ökologische Gleichgewicht unseres Körpers gerät immer mehr ins Schwanken!

Auf den folgenden Seiten finden Sie typische gesundheitliche Probleme, deren eigentliche Ursachen in der Übersäuerung des Organismus zu suchen sind oder dadurch zumindest begünstigt werden. Manche Störungen sollten Sie als das auffassen, was Sie sind – Hilfeschreie des Organismus – und entsprechende Gegenmaßnahmen treffen. Andere dagegen stellen schwere Erkrankungen dar, bei denen Sie sich unbedingt in ärztliche Behandlung begeben sollten.

Störungen im Verdauungstrakt

Karies

Ein saurer Speichel zerstört den Zahnschmelz und verursacht Karies

Die Wirksamkeit aller Verdauungsfermente ist entscheidend vom pH-Milieu und damit vom Säure-Basen-Gleichgewicht abhängig. Die Folgen einer Übersäuerung machen sich oft schon im Mund bemerkbar. Fehlen den Speicheldrüsen die notwendigen Basen, verändert sich auch der pH-Wert des Speichels: Er wird sauer. Dieser saure Speichel löst wichtige Mineralien aus dem Zahnschmelz und führt dadurch zur Entwicklung von Karies. Doch damit nicht genug: Schädliche Bakterien, die sich in dem sauren Speichel besonders wohl fühlen, verstärken zusätzlich die Zerstörung der Zähne. Die natürlichen Bewohner der Mundhöhle, die die gesunde Mundflora bilden, haben in einem sauren Milieu dagegen sehr schlechte Überlebenschancen.

Magenschleimhautentzündung, Sodbrennen

Kann der Körper nicht auf ausreichend Basen zurückgreifen, hat das auch Auswirkungen auf die großen Verdauungsdrüsen wie die Galle und die Bauchspeicheldrüse. Fehlen diesen für die Herstellung von Verdauungsenzymen die Basen, gerät die Verdauung unweigerlich ins Stocken. Etwas »Schützenhilfe« erhalten die Verdauungsdrüsen in ihrer Notlage zwar vom Magen, der mit Hilfe des Enzyms Carboanhydrase das basisch reagierende Natriumbicarbonat produziert. Doch leider wird bei dieser chemischen Reaktion immer auch Salzsäure freigesetzt. Diese gelangt mit dem Magensaft in das Mageninnere und führt dort zu einer mehr oder weniger starken Übersäuerung, die sich dann häufig in Form von Magenschmerzen, Sodbrennen oder einer Magenschleimhautentzündung (Gastritis) bemerkbar macht.

Überschüssige Magensäure ist also eine Folge des Basenmangels. Medikamente, die die Freisetzung der Magensäure verhindern, die sogenannten »Säureblocker«, können zwar bei einer akuten Magenschleimhautentzündung oder einem Magengeschwür schnelle Hilfe bringen. Dennoch ist das Unterdrücken der Säureausschüttung immer nur das Kurieren am Symptom, beseitigt aber nicht die Ursache der vermehrten Säureproduktion. Als Dauerbehandlung ist es daher sinnvoller, dem Organismus die fehlenden Basen zuzuführen und damit den Kreislauf von Basenmangel und Säureüberschuß zu stoppen.

Basenmangel ist oft die Ursache für zuviel Magensäure

Völlegefühl, Aufstoßen

Gerät die Verdauung ins Stocken, weil Galle und Bauchspeicheldrüse nicht genügend Sekrete produzieren können, bekommt das auch der Magen zu spüren. Er kann seinen Inhalt nämlich erst dann an den Zwölffingerdarm weitergeben, wenn dort durch die (basischen) Verdauungsenzyme ein basisches pH-Milieu geschaffen wurde. Ist dieser pH-Wert noch nicht erreicht, nimmt der Zwölffingerdarm keine weitere Nahrung aus dem Magen an – mit der Konsequenz, daß die Mahlzeit länger als gewöhnlich im Magen liegen bleibt. Dieser »Stau« macht sich mit einem unangenehmen Völlegefühl und Aufstoßen bemerkbar. Mit einem »Verdauungsschnäpschen« versucht mancher, den Verdauungsdrüsen auf die Sprünge zu helfen. Damit wird zwar die Ausschüttung der Enzyme geringfügig angeregt. Doch die eigentliche Ursache – der Basenmangel – wird wiederum nicht beseitigt.

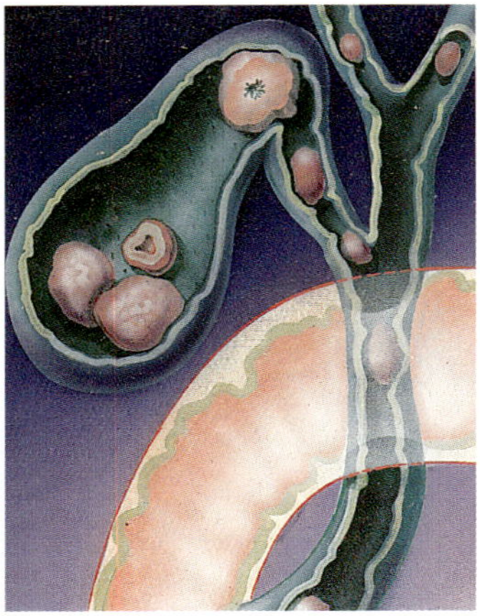

Bei einer Übersäuerung können sich leichter Gallensteine bilden

Gallensteine

In der Leber, unserem größten Stoffwechselorgan, wird täglich fast ein Liter Verdauungssaft, die Gallenflüssigkeit, gebildet. Dieses Sekret enthält die Abbauprodukte, die bei den Stoffwechselvorgängen in der Leber anfallen, aber auch Giftstoffe, die in der Leber aus dem Blut gefiltert worden sind. Dazu zählen unter anderem auch Rückstände von Medikamenten oder Schwermetalle.

In der Gallenblase wird das Lebersekret eingedickt und gespeichert. Eine Schlüsselrolle spielt das Gallensekret bei der Fettverdauung: Bei Bedarf, vor allem nach fettreichen Mahlzeiten, werden von der Gallenblase kleine Mengen dieses konzentrierten Verdauungssaftes in den Zwölffingerdarm abgegeben.

Damit sich die in der Gallenflüssigkeit enthaltenen Stoffe nicht in feste Kristalle umwandeln, ist es wichtig, daß sie in einem bestimmten Mischungsverhältnis ausgeschieden werden. Und darauf hat auch der pH-Wert des Gallensekrets einen großen Einfluß. Denn bei sauren Werten kann sich besonders das in der Galle enthaltene Cholesterin verfestigen. Es bilden sich dann – zusammen mit anderen Bestandteilen wie zum Beispiel Calcium – steinartige Salzgebilde: die Gallensteine. Ein Basenmangel ist natürlich nicht die einzige Ursache für die Entstehung dieser unangenehmen und schmerzhaften Erkrankung, begünstigt sie jedoch erheblich.

Reizdarm, Blähungen

Doch nicht nur der Magen und die Verdauungsdrüsen leiden unter einem Säureüberschuß. Fehlen dem Organismus Basen, kann auch das für eine natürliche Verdauung notwendige pH-Milieu im Darm nicht erreicht werden. Dadurch wird vor allem die Wirkung der (basischen) Verdauungsenzyme erheblich eingeschränkt.

Anstelle einer vollständigen Trennung der Nährstoffe in ihre einzelnen Bestandteile kommt es bei einem Basenmangel unweigerlich zu fehlerhaften Zersetzungsprozessen. Bei diesen Fehlverdauungsvorgängen werden zum Teil äußerst schädliche Stoffwechselprodukte freigesetzt, die wiederum die Darmschleimhaut reizen und zu Entzündungen führen. Die spürbaren Folgen sind vielfach unangenehme und hartnäckige Darmbeschwerden.

Doch nicht nur das: Als Reaktion auf die Darmschleimhautüberreizung versucht der Darm, die entzündeten Abschnitte zu schonen. Doch diese Schutzreaktion zieht weitere Beeinträchtigungen nach sich: Die betroffenen Darmschlingen ziehen sich krampfartig zusammen und verengen das Darmrohr. An diesen Stellen ist der Weitertransport des Nahrungsbreis erheblich behindert – es kommt zu einem Stau. Erst wenn der Druck in dem vorangehenden Darmabschnitt zu groß geworden ist, gelangt wieder etwas Darminhalt durch diesen Engpaß. Die Betroffenen haben dann einige Tage lang keinen Stuhlgang, klagen sogar über Verstopfung, bevor sie einen nicht oder nur wenig geformten, oft breiartigen Stuhl absetzen. Die weiche Stuhlbeschaffenheit ist allerdings nicht das Anzeichen einer besonders guten Verdauung, sondern ist auf die Fäulnis- und Gärungsprozesse im Darm zurückzuführen. Die bei einer fehlerhaften Verdauung freiwerdenden Gase sind schließlich für die ständigen Blähungen verantwortlich, die bei Menschen mit Reizdarm fast immer auftreten.

Fehlverdauung verursacht in vielen Fällen unangenehme Reizdarmbeschwerden

Unbedingt beachten: Bei Beschwerden zuerst zum Arzt!
Egal, unter welchen Verdauungsbeschwerden Sie leiden – lassen Sie sich zunächst von Ihrem Arzt gründlich untersuchen. Die hier beschriebenen Symptome wie Magenschmerzen, Verstopfung oder Darmentzündungen können bei einer Vielzahl von Erkrankungen auftreten. Verschaffen Sie sich daher Gewißheit, daß bei Ihnen keine organische Störung vorliegt, die anders als mit den hier gegebenen Empfehlungen behandelt werden muß!

Veränderungen der Darmflora, Pilzerkrankungen des Darms

Ein gesundes pH-Milieu im Darm schafft nicht nur die optimale Arbeitsumgebung für die Verdauungsenzyme, es stellt auch die Lebensgrundlage unserer natürlichen Darmflora dar. Denn diese äußerst nützlichen Darmbakterien sind nur in einem bestimmten pH-Bereich lebensfähig.

Wie stark Lebewesen auf »ihr« pH-Milieu angewiesen sind, kann man übrigens auch in der Pflanzenwelt beobachten: Der Rhododendron beispielsweise gedeiht nur in sauren Böden. Andere Pflanzen, wie viele

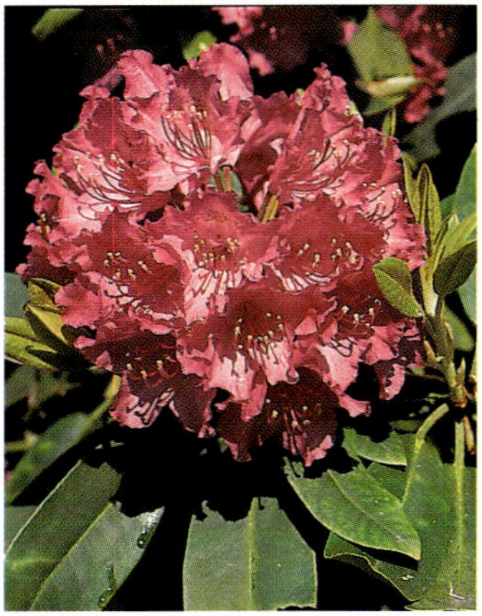

Steinkräuter, bevorzugen dagegen basische (meist kalkhaltige) Böden. In saurer Erde, wie der Rhododendron sie liebt, würden sie rasch eingehen. Das gleiche gilt natürlich auch umgekehrt.

Neben einer Übersäuerung des Organismus und des daraus resultierenden falschen Darmmilieus erschweren auch die giftigen Stoffwechselprodukte, die bei der Fehlverdauung (siehe 32) entstehen, den nützlichen Darmbakterien das Überleben. An ihrer Stelle breiten sich andere, für uns eher schädliche Bakterienstämme aus, die in einem solchen Milieu hervorragende Wachstumsbedingungen vorfinden. Dazu gehören besonders die fäulnis- und gärungsbildenden Bakterien.

Außer den Bakterien fühlt sich in einer solchen Umgebung aber auch noch eine weitere Gattung von Kleinstlebewesen äußerst wohl: die Pilze, und allen voran eine bestimmte Sorte davon – der Candida albicans. Mit geringen Mengen von Pilzen, wie sie täglich mit unserer Nahrung in den Verdauungstrakt gelangen, wird unsere Darmflora normalerweise spielend fertig. Ist diese körpereigene Abwehrtruppe durch Übersäuerung und Fehlverdauung jedoch stark vermindert, und stimmen zudem die »sauren« Lebensbedingungen,

Eine Pilzbesiedlung des Darms ist immer die Folge eines gestörten Darmmilieus

Die Darmflora – unsere nützlichen Untermieter

In unserem Darm siedeln sich bereits kurz nach der Geburt Mikroorganismen an, die die Darmschleimhaut wie ein dichtgewachsener Rasen überziehen. Diese Darmbakterien, auch Darmflora genannt, sind für unseren Organismus lebensnotwendig. Sie bilden eine sichere Barriere gegen gefährliche Eindringlinge und schützen uns somit vor schädlichen Krankheitserregern. Außerdem arbeiten sie eng mit den Lymphzellen zusammen, die Schutzstoffe – die Antikörper – herstellen. Die natürlichen Darmbakterien halten somit auch unser Immunsystem fit. Dabei leben sie selbst sehr bescheiden: Sie ernähren sich von den Nahrungsbestandteilen, die unser Organismus nicht verwerten kann – den Ballaststoffen.

steht der ungehemmten Ausbreitung von Pilzen nichts mehr im Wege.
Pilze im Darm schädigen den Körper auf unterschiedliche Weise. Für ihr eigenes Wachstum benötigen sie zum einen viele wichtige Vitamine und Mineralien. Der Nachschub dafür ist für sie natürlich kein Problem – schließlich sitzen sie ja direkt an der Quelle. Und nachdem sie sich an der im Darm befindlichen Nahrung bedient haben, bleibt für den Körper selbst leider oft nur noch wenig übrig. Vitalstoffmangel ist bei Pilzerkrankungen daher keine Seltenheit. Doch nicht nur ihre Versorgung, auch ihre Stoffwechselabfälle machen dem Organismus zu schaffen. Diese giftigen Stoffwechselprodukte schädigen die Schutzfunktion der Darmschleimhaut und damit auch unsere körpereigene Abwehr. Dieser Aspekt wird ausführlich im Abschnitt »Erkrankungen des Immunsystems« (Seite 36) erörtert.

Rückvergiftung aus dem Darm

Bei den Gärungs- und Fäulnisvorgängen, die bei einer Fehlverdauung stattfinden, werden äußerst giftige Substanzen freigesetzt. Dazu zählen Fuselalkohole (Methanol und Butanol), aber auch Phenol, Formaldehyd und Kresol. Daß diese Stoffe die Darmschleimhaut erheblich reizen können, wurde bereits im Abschnitt »Reizdarm, Blähungen« beschrieben. Wirken sie über einen längeren Zeitraum auf die Darmschleimhaut ein, können sie dort, wie in wissenschaftlichen Untersuchungen nachgewiesen wurde, sogar eine krebsfördernde Wirkung entfalten.
Doch nicht nur im Darminneren richten diese schädlichen Stoffwechselprodukte beträchtliche Zerstörungen an. Ein Teil davon sickert nämlich durch die Darmschleimhaut und gelangt damit in den Körperkreislauf. Ist der Darm zudem von Pilzen überwuchert, werden zusätzlich die von den Pilzen abgegebenen Giftstoffe – die sogenannten Mykotoxine – in den Körper eingeschleust. Diesen Vorgang der Selbstvergiftung aus dem Darm nennt man in der Naturheilkunde »intestinale Autointoxikation«.
Eine Zeitlang können die körpereigenen Abwehrsysteme, wie das Lymph- und Immunsystem und die Leber, den Organismus vor dieser giftigen Invasion schützen.
Ist die Freisetzung von Giftstoffen aus dem Darm jedoch zu groß oder

Bei einer gestörten Verdauung entstehen Giftstoffe, die auch in den Körperkreislauf gelangen können

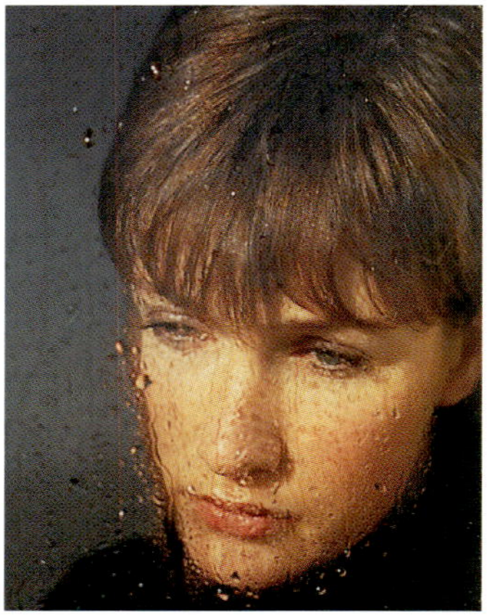

bleibt der Nachschub über längere Zeit ungebremst, sind diese Entgiftungsorgane früher oder später überfordert. Die Stoffwechselgifte gelangen nun in wichtige Organe und entfalten dort ihre krankmachende Wirkung. Manche Menschen klagen dann plötzlich über völlig unerklärliche Befindlichkeitsstörungen wie Kopfdruck und Benommenheit. Oft berichten die Betroffenen, daß sie sich den ganzen Tag »wie verkatert« fühlen – eine Reaktion des Körpers auf die Fuselalkohole im Gehirn.

Auch Müdigkeit, Wetterfühligkeit, Reizbarkeit und Depressionen können ihre Wurzeln in einer ungenügenden Verdauung haben. Und für diese spielt die Übersäuerung des Organismus eine entscheidende Rolle!

Erkrankungen des Immunsystems

Fäulnisprozesse machen die Darmschleimhaut durchlässig für allergieauslösende Stoffe

80 Prozent unserer körpereigenen Abwehrkräfte befinden sich im Darm. Ist die Verdauung durch eine Übersäuerung des Körpers gestört, hat das verständlicherweise auch immense Auswirkungen auf unser gesamtes Immunsystem.

Wie bereits im Abschnitt »Störungen im Verdauungstrakt« (Seite 30) erläutert wurde, können die Verdauungsenzyme in einem sauren pH-Milieu ihre Arbeit nur eingeschränkt verrichten. Die Folge sind Fäulnisvorgänge, bei denen neben den aufgeführten Stoffwechselgiften auch das Gewebshormon Histamin freigesetzt wird. Dieses Hormon fördert und reguliert im Körper den Ablauf von allergischen Reaktionen.

Ist die Darmschleimhaut gereizt oder bereits geschädigt, gerät die sichere Abgrenzung des Körperinneren zum Darminhalt in Gefahr. Durch winzige Spalten, die sich in der Darmschleimhaut bilden, gelangen nun ungenügend aufgespaltene Nahrungsbestandteile, körperfremde Eiweiße und Giftstoffe, aber auch das Histamin in den Körperkreislauf. Natürlich werden die Eindringlinge energisch von speziellen Abwehrzellen bekämpft, doch kann es bei diesen Verteidigungsmaßnahmen leicht zu übermäßigen Reaktionen kommen – die sich dann in vielfältigen Allergien und Unverträglichkeitsreaktionen äußern.

Die giftigen Substanzen, die bei den Fäulnis- und Gärungsprozessen

freigesetzt werden, führen zudem dazu, daß die natürliche Darmflora allmählich abstirbt. Und dies hat weitreichende Folgen auf die gesamte Immunabwehr. Denn diese nützlichen Kleinstlebewesen regen in einem gesunden Darm die Lymphzellen, die in der Darmschleimhaut als Abwehrsystem postiert sind, ständig dazu an, fleißig Abwehrstoffe – die sogenannten Antikörper – zu produzieren. Wird die Darmflora jedoch zerstört, sinkt dadurch zwangsläufig die Abwehrfähigkeit des Lymphsystems.
Da die Lymphzellen aller Schleimhäute untereinander in Kontakt stehen, wirkt sich eine Veränderung der Darmflora ebenfalls auf andere Organe, wie die Nasennebenhöhlen, die Atemwege oder die Scheidenschleimhaut, aus.
Bei den hier geschilderten Störungen des Immunsystems nützt es natürlich wenig, wenn lediglich am Symptom kuriert, die Ursache dieser Krankheiten aber nicht behoben wird. Nur wenn durch eine basenreiche Ernährung wieder alle Verdauungsschritte stattfinden, können die Lebens- und Wachstumsbedingungen der Darmflora auf Dauer verbessert werden. Und dies ist die wichtigste Voraussetzung dafür, daß der Organismus sich wieder sicher vor Krankheitserregern schützen kann.

Eine basenreiche Ernährung schützt die Darmflora und damit das Immunsystem

Störungen des Herz-Kreislauf-Systems

Bluthochdruck

Für die Entstehung von Bluthochdruck spielt ein Mineral eine ganz bedeutende Rolle: das Natrium, das wir vor allem in Form von Kochsalz mit der Nahrung aufnehmen. Zum einen ist Natrium in der Lage, Wasser zu binden, und steigert dadurch den Strömungswiderstand in den Blutgefäßen. Zum anderen erhöht es die Empfindlichkeit der Gefäßnerven für blutdrucksteigernde Hormone wie zum Beispiel Adrenalin. Aus diesen Gründen empfiehlt man Bluthochdruckpatienten immer eine natrium(kochsalz-)arme Ernährung und verordnet ihnen Medikamente, die die Natriumausscheidung durch die Nieren fördern und dadurch den Blutdruck senken.
Ein hoher Blutdruck gilt als Risikofaktor für Blutgefäßerkrankungen (Arteriosklerose), die die Gefahr für Herzinfarkt und Schlaganfall erheblich erhöhen.

Krank durch zuviel Säure

Welche Wechselbeziehung zwischen Bluthochdruck und einer Übersäuerung des Stoffwechsels besteht, konnte vor kurzem in einer österreichischen Untersuchung eindrucksvoll nachgewiesen werden: Der Blutdruck von Hochdruckpatienten konnte lediglich durch die Einnahme von basenhaltigen Mineralstoffpräparaten normalisiert werden – auch ohne weitere Medikamente.

Wie ist dieser Zusammenhang zu erklären? Daß der Organismus immer bemüht ist, überschüssige Säuren über die Nieren mit dem Urin auszuscheiden, haben Sie bereits an mehreren Stellen erfahren (Seiten 17, 26). Dort treten die Säuren aber mit dem Natrium in Konkurrenz, das nun den kürzeren zieht. Je mehr Säuren in den Urin abgegeben werden müssen, um so weniger hat das Natrium eine Chance, mit ausgeschwemmt zu werden. Es bleibt zurück und führt schließlich aus den oben genannten Gründen zur Erhöhung des Blutdrucks und damit des Herzinfarktrisikos.

Ein Zuviel an Säuren verhindert die Ausscheidung von Natrium im Urin und begünstigt Bluthochdruck

Was ist Bluthochdruck?

Von einem Bluthochdruck spricht man, wenn im Ruhezustand und auch bei wiederholten Messungen Werte über 160/95 mm Hg festgestellt werden. Der erste Wert, der systolischer Blutdruck genannt wird, gibt dabei den Druck an, mit dem das Blut in die große Körperschlagader (Aorta) gepreßt wird. Der zweite, kleinere Wert (diastolischer Druck) bezeichnet den Druck in den Gefäßen zwischen zwei Herzschlägen.

Ein hoher Blutdruck stellt für das Gefäßsystem des Körpers eine tickende Zeitbombe dar, da er das Auftreten von Herzinfarkt und Schlaganfall erheblich begünstigt.

Herzinfarkt

Verantwortlich für einen Herzinfarkt sind kleine Blutgerinnsel. Diese verengen oder verstopfen ein Herzkranzgefäß, durch das der Herzmuskel mit Blut und Sauerstoff versorgt wird, und verhindern somit, daß alle Bereiche des Herzmuskels ausreichend durchblutet werden. Die Auswirkungen dieses Sauerstoffmangels sind fatal: Wird ein Bereich des Herzmuskels für einige Stunden nicht mit Sauerstoff

versorgt, stirbt das Gewebe ab – man spricht dann von einem Herzinfarkt. Anstelle der gesunden Muskelfasern bleibt ein funktionsuntüchtiges Narbengewebe zurück, das sich nicht mehr zusammenziehen und das Blut in den Körper pumpen kann. Ein Herzinfarkt hat daher immer eine eingeschränkte Herzleistung zur Folge.
Doch ein Herzinfarkt ist immer die lebensbedrohende Spitze einer allmählichen Entwicklung und kündigt sich durch deutliche Hinweise an. Bereits einige Zeit vor dem Herzinfarkt klagen viele Patienten über ein stechendes Gefühl in der Herzgegend und Schmerzen im Brustbereich. Trotzdem finden sich bei den Untersuchungen dann oftmals keinerlei Anzeichen auf eine Störung. Vielfach werden die Beschwerden als »funktionell« und damit wenig bedeutsam abgetan.
Die Ursache dieser Schmerzen ist in vielen Fällen nichts anderes als eine Übersäuerung des Herzmuskels. In dem mit Säurerückständen verschlackten Herzmuskelgewebe verändert sich nämlich mit der Zeit die Gestalt der roten Blutkörperchen, die den Sauerstoff zu den Körperzellen transportieren, also auch zu den Herzmuskelfasern. Normalerweise haben diese winzigen Blutbestandteile eine schießscheibenähnliche Gestalt, sind sehr elastisch und können geschmeidig auch durch die kleinsten Blutgefäße, die enge Haargefäße oder Kapillaren, gleiten. In einem sauren Gewebe verlieren sie jedoch diese Eigenschaften. Sie werden starr und unbeweglich, bleiben deshalb leicht in feineren Gefäßen »hängen« und bilden dort einen Stau. Wie Münzen in einer Geldrolle reihen sie sich in einem solchen Blutgefäß auf und bilden dort ein kleines Blutgerinnsel – der Auslöser für einen Herzinfarkt.

Die roten Blutkörperchen werden in einem sauren Gewebe starr und unelastisch. Dadurch verstopfen sie leichter die feinen Blutgefäße

Schlaganfall

Blutgerinnsel bilden sich natürlich nicht nur im Herzmuskel, sondern können auch Gefäße im Gehirn verschließen. In dieser sehr empfindlichen Leitzentrale unseres Körpers führt die Unterbrechung der Blutzufuhr dazu, daß Teile des Gehirns nicht mehr mit genügend Sauerstoff versorgt werden und absterben.
Die Schäden, die durch einen Sauerstoffmangel im Gehirn hervorgerufen werden, haben für die Betroffenen oftmals schwerwiegende Folgen. Je nachdem, welcher Bereich des Gehirns zerstört wurde, können sich Lähmungen, Sprachstörungen oder Bewußtseins-

trübungen einstellen. In der Umgangssprache faßt man diese Störungen unter dem Sammelnamen Schlaganfall zusammen.
Doch auch diese Erkrankung meldet sich an: Vergeßlichkeit, Schwindelgefühle oder Ohrensausen sind die ersten Vorboten und Symptome einer Übersäuerung des Gehirns.

Durchblutungsstörungen

Durchblutungsstörungen, hervorgerufen durch eine Übersäuerung des Gewebes, können in allen Körperbereichen auftreten. Besonders gefährdet sind jedoch die Beine, die aufgrund der ständigen starken Muskelbeanspruchung beim Gehen auf eine gute Sauerstoffversorgung angewiesen sind. Führt eine Übersäuerung in den Blutgefäßen der Beine zu einem Stau der roten Blutkörperchen, der bereits bekannten Geldrollenbildung (Seite 39), bilden sich auch hier Blutgerinnsel – die unangenehmen Thrombosen.
Treten bei stärkeren Thrombosen Unterschenkelgeschwüre auf, spricht man von offenen Beine. Diese Geschwüre heilen äußerst schlecht ab und stellen für die Betroffenen eine außerordentliche Beeinträchtigung dar.

Rheumatische Gelenkerkrankungen

Mit dem Begriff Rheuma werden in der Umgangssprache eine Vielzahl von Erkrankungen belegt. In diesem Abschnitt geht es nun weder um die weichteilrheumatischen Muskelschmerzen, denen eine eigener Abschnitt gewidmet ist (siehe rechts), noch um die Verschleißerscheinungen an Gelenken, die durch jahre- und jahrzehntelange Fehlbelastung entstanden sind. »Rheumatische Erkrankungen« umfaßt hier alle Gelenkbeschwerden, die entzündlicher Natur sind. Diese sind oftmals mit schmerzhaften Schwellungen verbunden.

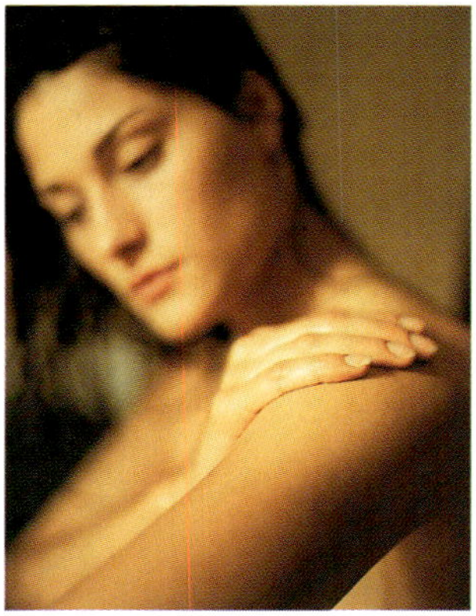

Hervorgerufen werden diese Entzündungsherde durch eine Säure, die wir vor allem mit Fleisch zu uns nehmen: die Arachidonsäure. Lagert sich diese in den Körpergeweben ab, unterstützt sie die Entstehung von entzündungsfördernden Stoffen wie Prostaglandine und Leukotriene, die bereits in geringen Konzentrationen vielfältige Reaktionen auslösen. Besonders betroffen von den schädlichen Auswirkungen dieser Substanzen sind die Gelenke: Es kommt zu entzündlichen Veränderungen des Gelenkknorpels und schließlich zu seiner Zerstörung. Kann der Knorpelüberzug seine schützende Pufferfunktion nicht mehr erfüllen, reiben die Gelenkflächen bei allen Bewegungen mehr oder weniger stark aufeinander. Die Säure hat gewissermaßen den Gelenkknorpel zerfressen.

Weichteilrheumatismus

Dieselbe Kette von Säureablagerung bis zu entzündlichen Veränderungen wie bei den oben beschriebenen Gelenkerkrankungen liegt auch beim Weichteilrheuma (Fibromyalgiesyndrom) zugrunde. Im Gegensatz zu den Gelenken sind bei dieser Rheumaform die Muskulatur, Sehnen und Sehnenansätze betroffen. Die Schmerzen sind eher diffus, an den erkrankten Bereichen sieht man keine Veränderungen, auch Röntgenbild und Blutuntersuchung bringen keine Aufschluß über die eigentliche Ursache. Trotz der äußerst unangenehmen Beschwerden geraten Betroffene deshalb häufig in den Verdacht, nur zu simulieren.

Säureablagerungen in Muskeln und den Sehnen verursachen unangenehme Beschwerden

Dem Weichteilrheumatismus geht eine langanhaltende und schwere Übersäuerung des Stoffwechsels voraus. Über die Funktion des Bindegewebes als Zwischenlager für schädliche Stoffe und somit auch für überschüssige Säuren, konnten Sie bereits im Kapitel »Das Bindegewebe – der große Säurefänger« (Seite 14) lesen. Ist nun die Säurekonzentration sehr hoch, verursachen die Säuren im Gewebe zum Teil erhebliche Schmerzen.

Wie stark sich diese Beschwerden bemerkbar machen können, kann jeder nachempfinden, der schon einmal einen Muskelkater hatte: Neben mikroskopisch kleinen Muskelrissen ist nämlich vor allem die Milchsäure, das sogenannte Laktat, das durch bestimmte Stoffwechselvorgänge in der Muskulatur gebildet wird, für die lästigen Schmerzen verantwortlich.

Die Behandlung des Weichteilrheumas besteht also immer in einer konsequenten Entsäuerung des Stoffwechsels. Eine basenreiche Ernährung, die zusätzliche Einnahme von Basenpräparaten und ergänzende Behandlungen entlasten das Bindegewebe von der Säureübermacht und lindern damit zunehmend die Beschwerden.

Osteoporose

Säuren können nur aus dem Körper ausgeschieden werden, wenn sie zuvor durch Basen entschärft, also neutralisiert wurden. Ist die Säure-Basen-Konzentration im Körper allerdings, beispielsweise bei einer Übersäuerung, in einem Mißverhältnis, muß der Organismus dafür auf basisch reagierende Mineralien zurückgreifen. Dazu zählt unter anderem das Calcium.

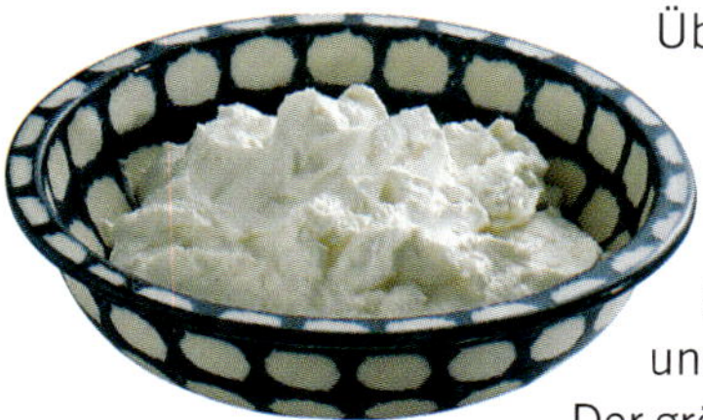

Dieses Mineral spielt im menschlichen Körper eine wichtige Rolle: Es ist bedeutsam für die Erregbarkeit von Muskeln und Nerven, es regelt die Herztätigkeit und die Blutgerinnung. Der größte Calciumspeicher des Körpers ist das Knochensystem, in dem 99 % unseres gesamten Calciumvorrats deponiert sind.

Muß nun der Organismus über längere Zeit auf das Calcium als neutralisierendes Mineral zurückgreifen, löst er es vorzugsweise aus dem Knochengerüst – dort findet er ja den größten Nachschub. Diese Entnahmen bleiben zuerst unbemerkt. Doch da der Knochenaufbau ab etwa dem 40. Lebensjahr allmählich abnimmt, wird das aus dem Knochen herausgelöste Calcium nicht wieder vollständig ersetzt. Mit jedem Säureangriff auf den Organismus geht damit wieder ein wenig feste Knochensubstanz verloren. Wie der saure Regen, der Denkmäler zerstört, zerfrißt die Säure auch den festen Knochen.

Bei einer Übersäuerung holt sich der Körper die fehlenden Basen aus dem Knochenkalk

Calciumgehalt von Nahrungsmitteln

Vollmilch	120 mg/100 g
Buttermilch	109 mg/100 g
Camembert (30 %)	600 mg/100 g
Emmentaler (45 %)	1020 mg/100 g
Vollmilchjoghurt	120 mg/100 g
Magerquark	92 mg/100 g

Eine Übersäuerung des Stoffwechsels verstärkt also den Calciummangel, der bei vielen Menschen, vor allem Frauen, ohnehin schon vorliegt. Dazu einige Zahlen: Die durchschnittliche Calciumaufnahme mit der Nahrung beträgt bei den meisten Frauen nur ca. 600 mg pro Tag,

der Calciumbedarf liegt jedoch um ein Vielfaches höher! Bei Frauen nach den Wechseljahren veranschlagt man deswegen eine tägliche Aufnahme von 1500 mg Calcium, um eine Verminderung der Knochensubstanz, die Osteoporose-Erkrankung, wirksam zu verhindern.
Natürlich spielen für die Entstehung von Osteoporose viele verschiedene Ursachen eine Rolle. Bewegungsmangel, hormonelle Störungen oder Medikamente (zum Beispiel das Cortison) beeinflussen den Knochenstoffwechsel ebenso wie die Ernährung. Dennoch bedeutet eine ausreichende Versorgung mit Calcium einen wichtigen Schutz vor dieser Knochenerkrankung. Wenn aber durch eine Übersäuerung des Körpers ständig Calcium verbraucht wird, übersteigt der Calciumverlust die Calciumaufnahme. Damit gerät die Calciumbilanz des Körpers unweigerlich in die roten Zahlen.

Stoffwechselkrankheiten

Gicht

Die Ursache von Gichterkrankungen ist ein übermäßiger Anstieg der Harnsäure im Blut. Diese Säure neigt bei einem Basenmagel besonders leicht dazu, sich in kleine Kristallnadeln zu verfestigen, die, wie alle überschüssigen Säuren, im Bindegewebe abgelagert werden. Bevorzugte »Zwischenlagerstätten« der Harnsäurekristalle sind die Gelenkknorpel, und dort wirken sie wie Fremdkörper. Heftige Entzündungsreaktionen, durch die der Gelenkknorpel allmählich zerstört wird, sind also eine Folge von Harnsäureablagerungen.
Obwohl alle Gelenke erkranken können, ist besonders häufig das Grundgelenk des großen Zehen betroffen. Außer in den Gelenken werden Harnsäurekristalle in den Sehnenscheiden und Schleimbeuteln abgelagert, sogar im Ohrknorpel finden sie sich. An allen diesen Stellen bilden sie sehr schmerzhafte Verhärtungen – die sogenannten Gichtknoten.
Gichtpatienten bemerken unmittelbar, wie stark ihre Beschwerden vom Säure-Basen-Gleichgewicht beeinflußt werden. Eine übermäßige Säurezufuhr durch starken Fleisch- oder Alkoholkonsum oder eine mangelnde Ausscheidung der Säuren über den Urin führen oft bereits innerhalb weniger Stunden zu starken Schmerzen. Eine basenüberschüssige Ernährung und die zusätzliche Einnahme von Basenpräpa-

Bei der Gicht lagern sich winzige Harnsäurekristalle im Gelenkknorpel ab und verursachen schwere Entzündungen

raten helfen Gichtpatienten daher, einen beträchtlichen Teil an (nebenwirkungsreichen) Medikamenten einzusparen.

Nierensteine

Besonders schwerwiegend ist die Ablagerung von Harnsäurekristallen in der Niere: Wenn der Urin einen sauren pH-Wert aufweist, bilden sich aus den Harnsäurekristallen leicht Nierensteine. Diese verursachen, wenn sie mit dem Urin aus dem Nierenbecken in die Harnleiter gelangen, zum Teil heftige Nierenkoliken. Doch auch im Nierengewebe selbst findet man Harnsäurekristalle – die Niere versteinert sozusagen. Damit aber nicht genug: Sind die Nierenfunktionen beeinträchtigt, zieht das in vielen Fällen eine weitere Krankheit nach sich – den Bluthochdruck (Seite 37).

Blutfette

»Cholesterinfrei genießen«, lautet so mancher Werbeslogan für bestimmte Nahrungsprodukte. Die Wechselbeziehung zwischen cholesterinreicher Ernährung und krankhafter Erhöhung der Blutfettwerte ist bereits seit langem bekannt. Neu ist in diesem Zusammenhang eine Behandlungsmethode, die in einer großen österreichischen Studie erprobt wurde. Dabei unterzogen sich 60 Versuchspersonen einer ärztlich kontrollierten Intensivdiätetik, die sich nur darin unterschied, daß eine Gruppe zusätzlich Basenpräparate erhielt. Das Ergebnis war erstaunlich: Bei den Teilnehmern, die Basenpräparate einnahmen, sanken die Blutfettwerte, also das Cholesterin und die Triglyceride, stärker als durch die rein diätetische Behandlung.

Durch eine ausreichende Basenzufuhr lassen sich in vielen Fällen erhöhte Blutfette senken

Über die einzelnen Wirkungen der Basen auf die Blutfette liegen noch keine eindeutigen Erkenntnisse vor, allerdings geht man davon aus, daß die Behandlungserfolge auf die Regeneration der Leber zurückzuführen sind. Dieses wichtige Stoffwechselorgan stellt die basische Lebergalle her (Seite 13) und ist von einem Basenmangel erheblich betroffen. Eine Basenzufuhr unterstützt also offensichtlich die biochemische Aktivität der Leber.

Störungen des Nervensystems

Nervosität

Wie sehr das Säure-Basen-Gleichgewicht unsere geistige und psychische Belastbarkeit beeinflußt, wurde bereits im Kapitel »Streß macht sauer« beschrieben. Und auch nervöse Befindlichkeitsstörungen können in vielen Fällen auf das Konto »saure Stoffwechsellage« verbucht werden.

Eine Übersäuerung des Stoffwechsels erhöht die Empfindlichkeit der Nervenzellen für Reize. Die wortwörtlich über-reizten Nerven befinden sich ständig im Alarmzustand und können kaum zur Ruhe kommen. Als Folge dieser verstärkten Aktivität des parasympathischen Nervensystems schlägt das Herz schneller, der Blutdruck steigt – man fühlt sich ganz »kribbelig«.

Auch die Funktionsfähigkeit des Nervensystems wird bei einer Übersäuerung beeinträchtigt

Ein Ausgleich des Säure-Basen-Haushalts ist also eine wichtige Voraussetzung dafür, nervöse Beschwerden zu lindern. Ergebnisse in diese Richtung brachte auch die bereits im Abschnitt »Blutwerte« erwähnte österreichische Studie: Teilnehmer, die Basenpräparate einnahmen, litten deutlich weniger an Herzklopfen oder Schlafstörungen als Personen der Vergleichsgruppe.

Müdigkeit, Konzentrationsstörungen

Das Gehirn gehört zu den Organen mit dem aktivsten Stoffwechsel. Dazu ein beeindruckender Vergleich: Obwohl das Gewicht des Gehirns nur etwa zwei Prozent unseres Körpergewichts entspricht, nimmt sein Stoffwechsel ein Viertel unserer Energien in Anspruch!

Die biochemischen Vorgänge im Gehirn, die die Informationsübertragung zwischen den Zellen regeln, sind vom Milieu des sie umgebenden Bindegewebes abhängig. Verstopfen etwa Säureschlacken im Bindegewebe den Informationsfluß, können die Nervenimpulse an die Gehirnzellen nicht ungehindert weitergegeben werden. Darunter leidet auch die geistige Vitalität. Eine Entsäuerung des Organismus führt daher bei den meisten Menschen zu größerer Konzentrationsfähigkeit und verbesserter geistiger Leistungsfähigkeit.

Cellulitis, Hautalterung

In unserem Bindegewebe sind Zucker-Eiweiß-Verbindungen, die sogenannten Proteoglykane, eingelagert, zu denen auch kollagene und elastische Fasern gehören. Diese Fasern bilden das Gerüst unseres Bindegewebes und sorgen dafür, daß unsere Haut schön straff und glatt bleibt. Leider haben diese Substanzen eine unschöne Eigenschaft: Sie ziehen überflüssige Säuren wie ein Magnet an.
Kann der Körper nach einer Säureflut, beispielsweise nach einer eiweißreichen Mahlzeit, die überschüssigen Säuren nicht vollständig ausscheiden, muß er sie zwangsläufig im Bindegewebe zwischenlagern. Erst wenn die Säurekonzentration im Blut wieder gesunken ist, werden die Säureschlacken durch die Sogwirkung wieder aus dem Bindegewebe herausgespült. Das ist ein ganz normaler Stoffwechselvorgang, der einem gesunden Organismus keine Probleme bereitet. Ist der Organismus dagegen ständig im Säurestreß, wird das »Zwischenlager« Bindegewebe schließlich zur »Endlagerstätte«, sozusagen zum Säurefriedhof des Körpers.

Ein Zuviel an Säure führt zu vorzeitigen Alterungserscheinungen der Haut

Die Säuren, die sich an Bindegewebsfasern, die eingangs erwähnten Proteoglykane anhaften, verändern mit der Zeit sichtbar deren Aufbau: sie werden schlaff und ausgeleiert wie ein altes Gummiband. Besonders deutlich macht sich dieser Prozeß an der Haut bemerkbar. Die Gesichtszüge beginnen zu hängen, die Konturen wirken wie ausgeleiert. An den Oberschenkeln, dem Bauch oder den Innenseiten der Oberarme erscheint die Körperoberfläche wellig – die allgemein so bekannte wie gefürchtete Cellulitis.

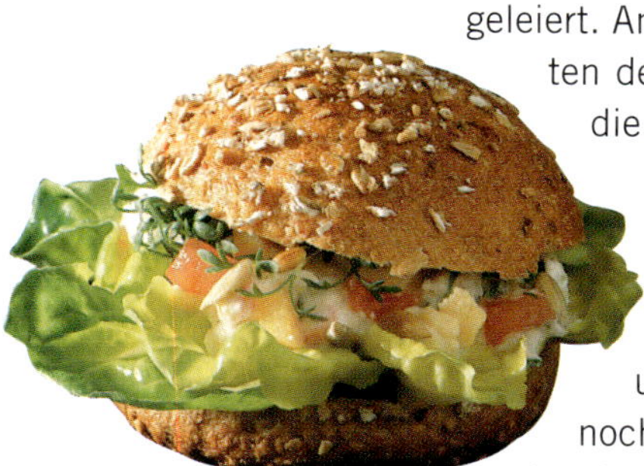

Natürlich spielen bei den Alterungserscheinungen der Haut verschiedene weitere Einflußfaktoren eine Rolle. Wie intensiv man sich der Sonne ausgesetzt hat oder ob man viel oder wenig Sport treibt, haben unmittelbare Auswirkungen auf das Hautbild. Dennoch ist es unbestritten, daß auch ein Ungleichgewicht im Säure-Basen-Haushalt das Aussehen in erheblichem Maße mitbestimmt.
Die Ursachen der Übersäuerung sind vielfältig: Nikotingenuß, Streß, Fast-food-Ernährung oder ein übermäßiger Süßigkeitenkonsum sind nur einige Auslöser, die für den Säureangriff auf die kollagenen und

elastischen Fasern verantwortlich sein können. Eine konsequente Entsäuerung des Stoffwechsels durch eine basenreiche Ernährung, die Anregung aller Ausscheidungsmechanismen und gegebenenfalls die zusätzliche Einnahme von basischen Mineralien ist also ein unentbehrlicher Bestandteil einer »Schönheitspflege von innen«. Der Erfolg ist schon nach wenigen Wochen sichtbar.

Kollagene und elastische Fasern

Der Zustand der Haut wird maßgeblich von zwei Faserarten bestimmt: Kollagene und elastische Fasern. Beide Bindegewebsfasern ergänzen sich in ihrer Wirkungsweise und bestimmen den Tonus der Haut: Die derberen Kollagenfasern halten das Gewebe straff und fest, die zarten, elastischen Fasern hingegen sind spiralförmig um die Kollagenfasern gewickelt und halten sie unter Spannung.

Den Tonus können Sie prüfen, indem Sie mit einem Finger fest auf Ihre Haut drücken. Kehrt sie anschließend rasch wieder in ihre ursprüngliche Form zurück, besitzt Ihre Haut einen kräftigen, gesunden Tonus.

Kollagene und elastische Fasern halten auf unterschiedliche Weise das Bindegewebe straff

Kapitel 5

Wie erkennt man eine Übersäuerung?

Säureschäden kann man sehen

Störungen des Säure-Basen-Haushalts äußern sich nicht nur in körperlichen Beschwerden

Alle Stoffwechselvorgänge unseres Körpers sind nur möglich, wenn die richtigen Bedingungen für diese chemischen Reaktionen gegeben sind. Schon bei geringfügigen Veränderungen des pH-Milieus im Körper werden diese lebenswichtigen Funktionen teilweise blockiert und langfristig außer Kraft gesetzt.

Eine Übersäuerung des Organismus kann daher unterschiedliche Folgen haben: Verminderte Leistungsfähigkeit, Abgeschlagenheit, erhöhte Reizbarkeit und Nervosität sind oft die ersten Signale, daß im Säure-Basen-Verhältnis etwas nicht stimmt.

Neben dem mentalen Bereich äußert sich eine Übersäuerung des Organismus natürlich in vielfältigen körperlichen Anzeichen. Und auch, wenn Sie kein medizinischer Fachmann sind, können Sie die Auswirkungen einer Übersäuerung häufig schon mit bloßem Auge erkennen:

- Bei einer chronischen Übersäuerung verliert die *Haut* ihre gesunde, rosige Farbe, sie wird fahl und grau, mitunter auch gelblich oder fleckig. Je nach Konstitution ist sie entweder trocken, spröde und weist winzige Schüppchen auf oder ist mit klebrigem Schweiß bedeckt. Die Haut neigt zu vermehrter Faltenbildung, die Gesichtszüge erscheinen aufgedunsen und schlaff.
- Die *Haare* büßen ihre Elastizität ein, hängen in klebrigen Strähnen, werden dünner und sehen stumpf und glanzlos aus. Bei einer starken Übersäuerung können die Haare sogar ausfallen.
- Da der Körper sogar über die Tränenflüssigkeit versucht, saure Stoffwechselgifte loszuwerden, können auch die *Bindehäute* ständig gereizt, gerötet und entzündet sein.

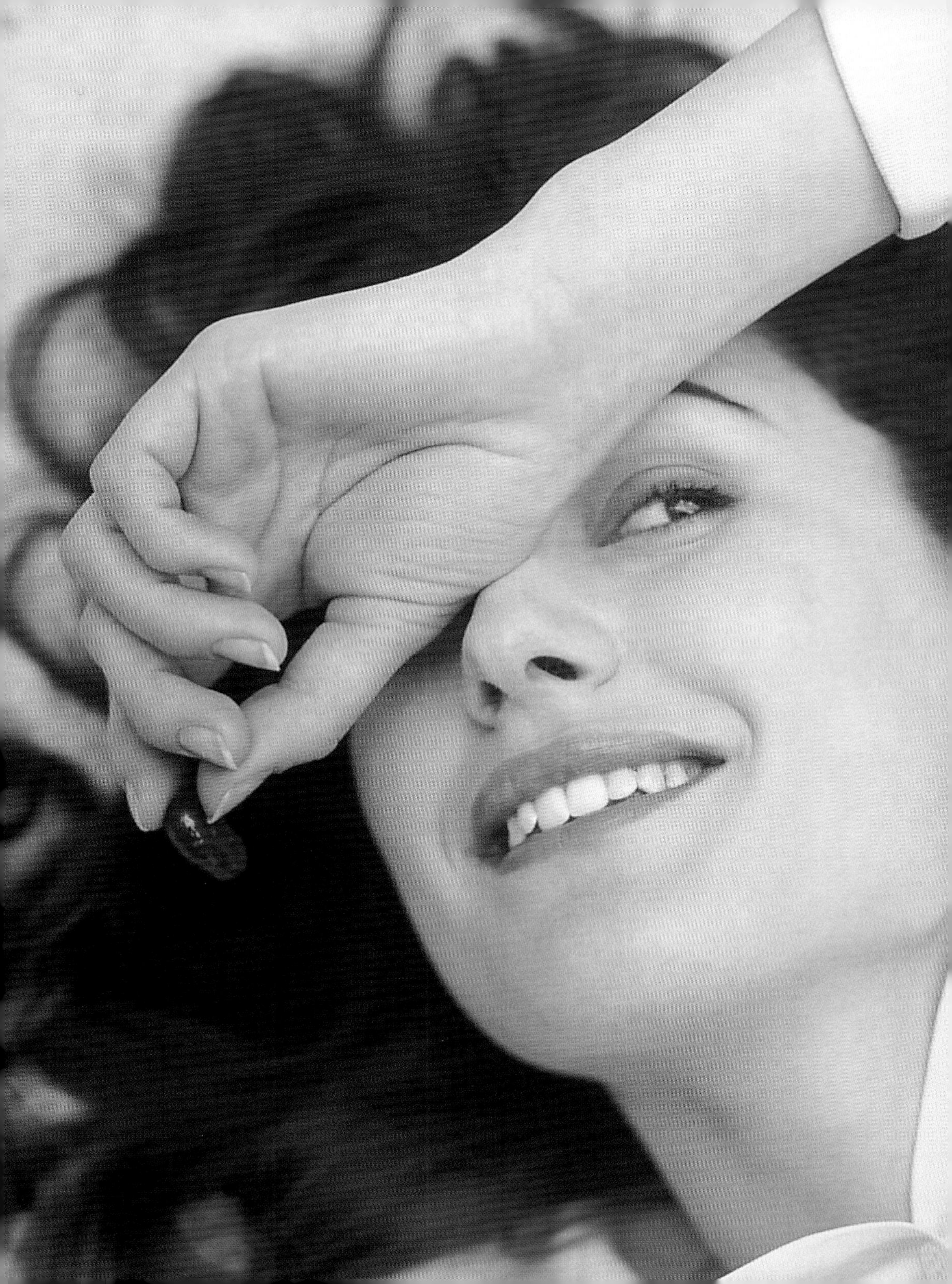

Die Anzeichen einer Übersäuerung lassen sich oft im Gesicht erkennen

- Die Auswirkungen der Säuren, die mit der Tränenflüssigkeit ausgeschieden werden, kann man auch an einer anderen Veränderung erkennen: An den äußeren Augenwinkeln bilden sich oft kleine Hautfurchen – die *Tränenstraßen.* Diese entstehen vor allem in der Ruhezeit des Organismus während der Nacht, wenn die hauptsächliche Säureausscheidung stattfindet. Kleine Mengen der sauren Tränenflüssigkeit genügen bereits, um mit der Zeit tiefe Einkerbungen an den Augenwinkeln zu bilden.
- Die *Lippen* wirken bei einer langanhaltenden Übersäuerung aufgequollen und nehmen eine dunkelrote Farbe an. Mit zunehmender Säureeinwirkung werden sie schmal und »verkniffen«.
- Auf der *Zunge* bilden sich kleine Querfurchen, auch ein ausgeprägter Belag weist auf Störungen im Stoffwechsel hin. Übrigens: Zahneindrücke am Zungenrand galten bereits in der altchinesischen Heilkunde als Hinweis auf chronische Verdauungsstörungen.
- Eine Übersäuerung des Körpers kann man aber nicht nur sehen, sondern vielfach auch riechen. Denn auch über die Hautporen werden – wenn auch in geringem Maße – giftige Säuren ausgeschieden. Wer einmal eine Fastenkur oder Darmreinigungskur nach F. X. Mayr gemacht hat, weiß, wie unangenehm die mit dem Schweiß abgegebenen Schlackenstoffe riechen können.

Signale des Körpers erkennen und verstehen

Keine chronische Krankheit kommt aus heiterem Himmel, immer geht ihr eine jahre- und jahrzehntelange Vorgeschichte voraus. Denn ein gesunder Organismus kann Ungleichgewichte eine ganze Zeit ohne Beschwerden verkraften und sogar regulieren. Erst nach und nach machen sich erste Ermüdungserscheinungen bemerkbar: kleine Unpäßlichkeiten, für die man immer schnell eine Erklärung parat hat. Irgendwann treten schließlich die ersten Funktionsstörungen der Organe auf, doch auch diese werden häufig verdrängt. In der Hoffnung auf eine »Heilung von selbst« machen die meisten Menschen im selben Trott weiter, ohne sich nach den Ursachen zu fragen.
Ignoriert man diese ersten Warnzeichen aber, verspielt man selbst die Chance, die oft kleinen Auslöser einer großen gesundheitlichen Störung bereits im Anfangsstadium zu beseitigen. Der Körper bleibt

weiterhin den schädigenden Einflüssen ausgesetzt, bis es zu chronischen und nur schwer zu reparierenden Schäden kommt. Schade, denn hätte man bisher durch eine Änderung der Lebensweise dem Körper helfen können, die gestörten Funktionen wieder auszugleichen und den Verlauf der Krankheit umzukehren, ist nun der Zeitpunkt erreicht, an dem es unwiderruflich zu spät ist. Die Krankheit nimmt jetzt unabwendbar ihren Verlauf und ist durch keine Medizin der Welt mehr aufzuhalten.

Viele chronische Krankheiten haben eine jahrzehntelange Vorgeschichte

Daß chronische Beschwerden oder lebensbedrohende akute Erkrankungen nur die Spitze einer langen Entwicklung darstellen, ist besonders bei der Übersäuerung des Organismus zu beobachten. Um den Schweregrad der Übersäuerung bewerten zu können, hat Dr. Michael Worlitschek, der sich als Arzt eingehend mit Störungen des Säure-Basen-Haushaltes beschäftigte, eine sechsstufige Skala entwickelt die auf Seite 52 abgedruckt ist.

Wie sauer bin ich denn genau?

Über die Lebensweise eines Menschen, seine Ernährungsgewohnheiten und seine persönliche Streßbelastung lassen sich wichtige Rückschlüsse auf sein Säure-Basen-Gleichgewicht ziehen. Auch die individuelle Krankengeschichte und die verschiedenen Symptome geben einem Arzt Hinweise darauf, wie ausgeglichen die Stoffwechselsituation des Patienten ist.

Um die tatsächliche Säurebelastung des Organismus zu erfassen, ist man jedoch auf exakte Testverfahren angewiesen. Natürlich könnte man meinen, die Säuremenge im Körper zu bestimmen, sei doch ganz einfach. Schließlich kann man heutzutage doch alles Mögliche im Blut feststellen. Ganz so simpel sind die Diagnoseverfahren bei der Übersäuerung jedoch leider nicht. Der pH-Wert des Blutes, der heutzutage in jedem Labor untersucht werden kann, sagt über die tatsächliche Säurebelastung des Organismus nämlich nur sehr begrenzt etwas aus. Das ist leicht erklärbar, denn die Einhaltung der Säure-Basen-Konzentration im Blut hat absoluten Vorrang und wird durch eine Vielzahl von Regulationsmechanismen konstant gehalten. Diese Einrichtung unseres Organismus ist lebensnotwendig, denn schließlich ist unser Blut der Stoff, von dessen Zusammensetzung die Versorgung aller Zellen abhängt.

Eine Übersäuerung kann man nicht an Blutuntersuchungen erkennen

Wie erkennt man eine Übersäuerung?

Eine anhaltende Übersäuerung des Organismus kann zu schweren Krankheiten führen

Stadien der Übersäuerung (nach Dr. Michael Worlitschek)

1. **Idealzustand:** Der Organismus ist im optimalen Säure-Basen-Gleichgewicht. Leider sind heutzutage nur noch Säuglinge in dieser beneidenswerten Topform – vorausgesetzt, die Schwangerschaft war ungestört.
2. **Verborgene (latente) Übersäuerung:** In diesem Stadium befinden sich die meisten Menschen in unserer Gesellschaft. Die ausgleichenden Puffersysteme werden durch die beginnende Säurebelastung allmählich verbraucht, in den »Zwischenlagerstätten« häufen sich die Säureschlacken an. Die ersten äußeren Anzeichen (Abgeschlagenheit, Konzentrationsprobleme) machen sich bemerkbar.
3. **Akute Übersäuerung:** Derartige Säurekollapse werden oft durch plötzliche Störungen, beispielsweise eine Infektionskrankheit, ausgelöst. Das Immunsystem arbeitet auf Hochtouren, um die Krankheitsherde einzudämmen, dabei fallen große Menge saurer Stoffwechselprodukte an. Die Ausscheidungsorgane (Nieren, Darm, Lunge) sind nun voll im Einsatz, diese giftigen Säuren wieder abzubauen.
4. **Chronische Übersäuerung:** Nun sind die Zeichen einer Übersäuerung nicht mehr zu übersehen und die Kraftreserven des Körpers allmählich aufgebraucht. Chronische Erkrankungen, zum Beispiel Rheuma, und auch schwere Organstörungen, für die man verzweifelt nach einem Grund sucht, treten jetzt auf.
5. **Örtliche Übersäuerung:** Die roten Blutkörperchen sind durch Säureschlacken dermaßen starr und unbeweglich geworden (Säurestarre), daß sie Gerinnsel bilden. Diese Störungen rufen, je nach betroffenem Organ, einen Herzinfarkt, Schlaganfall oder Durchblutungsstörungen der Beine hervor.
6. **Säuretod:** Nun hat der Anstieg der Säurekonzentration ein Ausmaß erreicht, das der Organismus nicht mehr bewältigen kann. Seine Regulationsmöglichkeiten sind erschöpft – für immer! Krankheiten wie Krebs oder ein Zuckerkoma stehen am Ende des Übersäuerungsprozesses.

Nennenswerte Veränderungen des pH-Wertes im Blut treten also nur dann auf, wenn alle anderen Möglichkeiten im Körper erschöpft sind. Und das kommt nur bei sehr schwerwiegenden Erkrankungen vor. Die Betroffenen sind dann meist schon auf der Intensivstation.
Leider kann man eine pH-Messung direkt am »Ort des Geschehens«, also in den Körperzellen, bisher nur durch eine Gewebeprobe vornehmen – und das kommt bei einer Routineuntersuchung wohl kaum in Frage. Um die Säureanreicherung in den Zellen dennoch annäherungsweise bestimmen zu können, wurden sehr aufwendige Meßverfahren entwickelt. Dabei wird (im Blut oder Urin) die Höhe der Puffersubstanzen ermittelt, die einen Teil der vorhandenen Säure binden und damit vor der chemischen Bestimmung »verstecken«. Zusammen mit der Konzentration der nicht an Puffer gebundenen, »freien« Säure erhält man über einen komplizierten Rechenvorgang den tatsächlichen Säuregehalt im Gewebe.
Diese Messungen können nur in speziellen Labors ausgeführt werden. Die Kostenübernahme in Höhe von ungefähr DM 150,– ist von den Krankenkassen sehr unterschiedliche geregelt. Auf jeden Fall sollten Sie sich vorher bei Ihrer Versicherung erkundigen. Die Anschriften dieser Speziallabors finden Sie im Anhang (Seite 95).

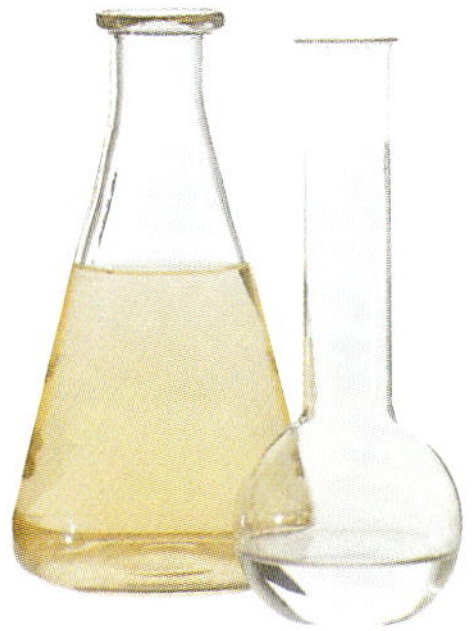

Exakte Untersuchungen des Säurehaushalts sind aufwendig und teuer

So testen Sie Ihren pH-Wert selbst

Die oben genannten Meßmethoden sind vor allem für diejenigen von Bedeutung, bei denen bereits eine gesundheitliche Störung vorliegt. Wenn Sie sich auf weniger aufwendige Weise einen Überblick über den Säuregrad Ihres Körpers verschaffen wollen, können Sie dies auch, indem Sie den pH-Wert Ihres Urins selbst messen. Die Ergebnisse dieses Meßverfahrens sind zwar nicht so exakt wie bei den beiden zuvor beschriebenen Laboruntersuchungen, da im Urin nur die Menge der freien, nicht gepufferten Säuren gemessen werden kann, während der größte Teil der Säuren gepuffert und dadurch »getarnt« erscheint. Dennoch eignet sich dieser Selbsttest bestens, um die natürlichen tageszeitlichen Schwankungen Ihrer Säureausscheidung zu verfolgen und damit die Regulationsfähigkeit Ihres Organismus zu beobachten.
Dieses unkomplizierte Meßverfahren hat noch einen anderen Vorteil, der vor allem im Rahmen dieses Buches interessant ist: Sollten Sie

sich entschließen, Ihren Speiseplan zukünftig auf basenreiche Kost umzustellen, sehen Sie am pH-Wert des Urins, welche, wenn auch unsichtbaren Erfolge die Ernährungsumstellung bereits gebracht hat.

Wie messen Sie Ihren Urin-pH?

Am einfachsten läßt sich der pH-Wert des Urins durch spezielle Teststreifen bestimmen, die in jeder Apotheke erhältlich sind. Dieses Testpapier gibt es als Endlosstreifen in Rollen, in Heftchen zum Heraustrennen oder als Plastikstäbchen, bei denen das Testpapier an einem Ende aufgeklebt ist. Einige Hersteller von Basenpräparaten haben übrigens ihren Packungen einige Teststreifen gleich beigelegt. Werden die präparierten Teile mit Urin benetzt, verfärbt sich das Testpapier: Ist der Urin sauer, wird es beipielsweise gelb, bei einem basischen Urin dagegen blau. Die Farben können je nach Hersteller variieren und spielen für die Testaussage keine Rolle. Richten Sie sich also immer nach der Farbskala, die auf der Packung abgedruckt ist. Wichtig ist, daß die Farbabstufungen gut zu unterscheiden sind.

Der pH-Wert des Urins gibt einen ungefähren Eindruck Ihres Säure-Basen-Zustandes

Wann sollten Sie Ihren Urin-pH messen?

Zu welcher Tageszeit Sie Ihren Urin messen, ist von größter Bedeutung. Denn je nachdem, wann Sie die Bestimmung vornehmen, kann der Wert zwischen 5 und 8 schwanken!

- **Morgens vor dem Frühstück:** Wahrscheinlich ist der morgens untersuchte Urin sauer. Das ist allerdings kein Grund zur Besorgnis. Denn über Nacht werden viele saure Stoffwechselschlacken aus dem Bindegewebe gelöst und mit dem ersten Morgenurin ausgeschieden.
- **Ein bis zwei Stunden nach dem Frühstück:** Durch das Frühstück wird die erste Basenflut des Tages ausgelöst. Nun sollte der pH-Wert im basischen Bereich liegen.
- **Kurz vor dem Mittagessen:** Die Basenflut, die nach dem Frühstück eingesetzt hat, ist inzwischen in eine Basenebbe übergegangen. Der Urin reagiert daher wieder sauer.
- **Ein bis zwei Stunden nach dem Mittagessen:** Zu dieser Tageszeit hat der pH-Wert des Urins seinen höchsten Wert erreicht. Zum einen wird durch das Mittagessen die zweite Basenflut des Tages ausgelöst. Zum anderen hat auch die Stoffwechselaktivität der Leber nun ihren tageszeitlichen Höhepunkt.

So testen Sie Ihren pH-Wert selbst

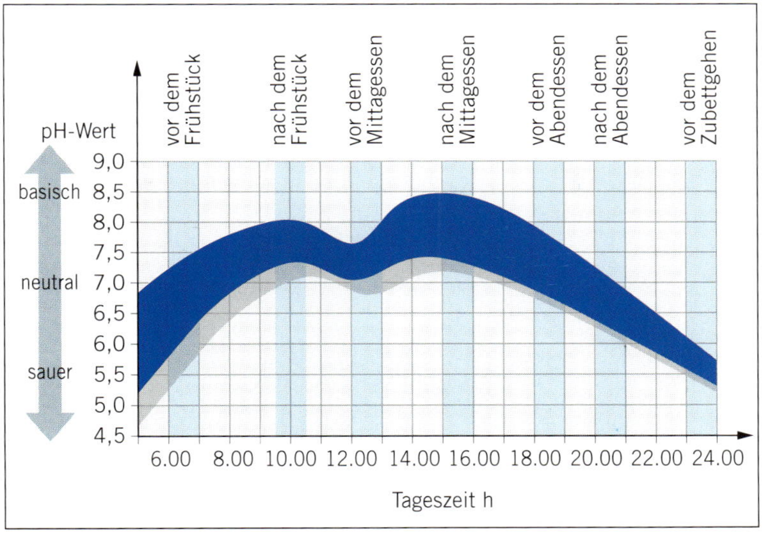

- **Vor dem Abendessen:** Die durch das Mittagessen verursachte Basenflut ist wieder abgeflaut. Wenn Sie über genügend basische Reserven verfügen, kann Ihr Urin noch im neutralen Bereich liegen. Bei den meisten Menschen ist er hingegen wieder leicht sauer.

Natürlich müssen Sie nicht fünfmal am Tag den pH-Wert Ihres Urins testen. Um auf Dauer Ihren Säure-Basen-Haushalt im Auge zu behalten, reicht es aus, wenn Sie morgens vor dem Frühstück Ihren ersten Urin untersuchen. Dieser Wert gibt am besten wieder, wie es um Ihren Stoffwechsel bestellt ist.

Kapitel 6

Schutz durch richtige Ernährung

Ob in unserem Körper ein Gleichgewicht zwischen Säuren und Basen vorherrscht, hängt von vielen unterschiedlichen Faktoren ab, die bereits im Kapitel »Woher kommt die viele Säure?« vorgestellt wurden. Den weitaus bedeutendsten Einfluß auf die Säure-Basen-Balance im Stoffwechsel besitzt aber zweifellos unsere Ernährung. Denn was wir essen, aber auch wie und wann wir essen, hat entscheidende Auswirkungen darauf, ob der Säure-Basen-Haushalt in unserem Körper ausgeglichen ist oder nicht.

Nehmen Sie nur säurehaltige Nahrungsmittel zu sich, die Sie gleichzeitig auch mit Vitalstoffen versorgen

Während sich bei den basischen Lebensmitteln ausschließlich hochwertige Nahrungsmittel wie Gemüse, Obst, naturbelassene Pflanzenöle und Milch finden, sind die säurehaltigen Vertreter von sehr unterschiedlicher Qualität. Entscheiden Sie sich bei der Auswahl Ihrer Säurelieferanten möglichst für Nahrungsmittel, die Sie mit wertvollen Säuren versorgen. Dazu zählen Vollwertgetreide, Sauermilchprodukte (wie Joghurt oder Kefir) und – in Maßen – Käse und Eier. Auf andere säurehaltige Lebensmittel, die Ihr Säurekonto nur unnötig belasten, ohne als Gegenleistung dafür Vitalstoffen zu enthalten, können Sie dagegen getrost verzichten. Zu diesen »leeren« Säurelieferanten gehören Weißmehlprodukte, weißer Industriezucker, Limonaden und Colagetränke.

Unter diesem Aspekt kann man die Nahrungsmittel in vier Gruppen einteilen: basenhaltige Nahrungsmittel, Säurespender, Basenräuber und zu guter Letzt Lebensmittel, die neutral zu bewerten sind.

Gesund mit basenhaltigen Nahrungsmitteln

Gemüse

- **Kartoffel:** Diese unscheinbare, unterirdisch wachsende Knolle ist der absolute Hit unter den basenreichen Lebensmitteln. Für ihre

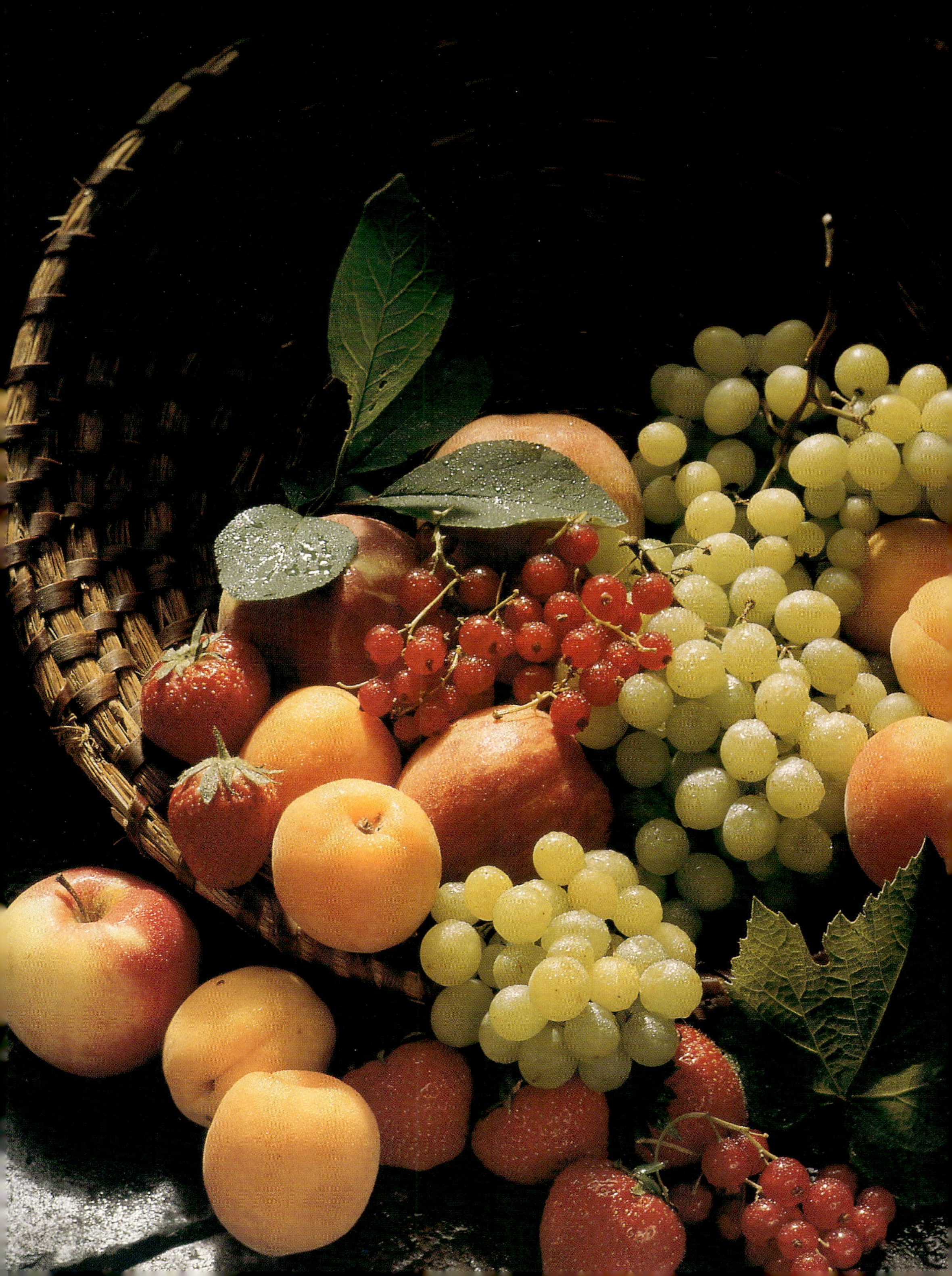

Bitte beachten Sie
Auch wenn in diesem Buch viel von den schädlichen Auswirkungen einer Übersäuerung des Organismus die Rede ist, bedeutet dies nicht, daß Sie ab heute alle säurehaltigen Nahrungsmittel von Ihrem Speiseplan streichen sollen. Denn unser Körper benötigt beides – Basen und Säuren – allerdings in einem ausgewogenen Verhältnis! Da bei manchen Stoffwechselprozessen ebenfalls Säuren gebildet werden, sollte die Nahrung insgesamt einen leichten Basenüberschuß haben. Richtwerte, nach denen der Anteil basischer Nahrungsmittel in einem Verhältnis von 80:20 zu den säurehaltigen Lebensmitteln stehen sollte, halte ich allerdings für überzogen. Wie bei allen einseitigen Ernährungsformen kann dies leicht zu einer Mangelversorgung mit bestimmten Nährstoffen, beispielsweise mit Eiweiß, führen. Außerdem weigere ich mich energisch dagegen, meinen Küchenzettel vom Taschenrechner bestimmen zu lassen.

ausgeprägte basische Wirkung im Stoffwechsel ist ihr hoher Gehalt an Kalium, Magnesium und Eisen verantwortlich. Doch nicht nur mit Mineralien versorgt uns die »tolle Knolle« auf optimale Weise, sie ist auch eine richtige Vitaminbombe. Neben einer ordentlichen Portion Vitamin C enthält sie auch noch B-Vitamine, die unser Nervensystem stärken.

Kartoffeln enthalten nicht nur reichlich Basen, sondern auch hochwertiges Eiweiß

Durch eine andere Eigenschaft hatte die Kartoffel bereits vor Jahrzehnten bei Ernährungswissenschaftler Aufsehen erregt: Sie besitzt zwar verhältnismäßig wenig Eiweiß, doch diese geringe Menge ist in ihrer Zusammensetzung besonders hochwertig. In der Kombination mit Eiern bekommt man sogar alle Eiweißstoffe, die der Körper nicht selbst aufbauen kann und die ihm deswegen mit der Nahrung zugeführt werden müssen – die sogenannten »essentiellen Aminosäuren«. Um den Körper mit allen lebenswichtigen Eiweißen zu versorgen, muß man also nicht unbedingt auf Fleisch zurückgreifen.
Trotz dieser geradezu ausgezeichneten Nährstoffzusammensetzung erfreut sich die Kartoffel inzwischen keiner großen Beliebt-

heit mehr. Um die Jahrhundertwende kamen beinahe viermal so viele Kartoffelgerichte auf den Tisch wie heutzutage. Ein Grund für die schwindende Nachfrage ist leider das weitverbreitete Vorurteil, Kartoffeln würden dick machen. Dabei enthalten 100 g Kartoffeln nur ungefähr 70 Kalorien!

Was den Zeiger der Waage nach oben schnellen läßt, ist also nicht die Kartoffel selbst, sondern deren Begleiter auf dem Teller: Mehlhaltige, fettriefende Saucen oder panierte Schnitzel sind die eigentlichen Übeltäter. Und auch industrielle Verarbeitungsprozesse trugen dazu bei, daß sich die Kartoffel von der Vitamin- zur Kalorienbombe gewandelt hat: Pommes frites, Kartoffelchips, Kroketten und Rösti enthalten durch den hohen Fettzusatz ungefähr viermal soviel Kalorien wie Pellkartoffeln. Darüber hinaus handelt es sich bei den verwendeten Fetten nicht um hochwertige, naturbelassene Pflanzenöle, sondern in der Mehrzahl um gehärtete, raffinierte Industriefette. Und diese zählen zu den berüchtigten Basenräubern (Seite 65 f.) und machen die erfreuliche Basenzufuhr durch die Kartoffel gleich wieder zunichte.

Industriell verarbeitete Kartoffelprodukte enthalten oft beträchtliche Fettmengen

Sanfter Umgang mit der Knolle

Die wertvollen Nährstoffe der Kartoffel reagieren ausgesprochen empfindlich auf allzu gewaltsame Zubereitungsmethoden. Das optimalste Verfahren ist das Garen in der Schale – die gute alte Pellkartoffel. Bei Salzkartoffeln dagegen gehen viele Vitalstoffe im Kochwasser baden. Wichtig ist auch die Kochtemperatur: Starke Hitzeeinwirkung zerstört Eiweiße und Vitamine der Kartoffel.

Doch auch eine andere »Veredelungsmethode« setzt die Knolle schachmatt: Bei der Herstellung von Püreeflocken oder Kartoffelknödelpulver werden die Kartoffeln in großen Wasserbecken zu einem Brei weichgekocht, dem anschließlich in einem Walzentrockner das Wasser – und damit ein Großteil der wertvollen Vitalstoffe – entzogen wird. Die Trockenmasse muß nun nur noch in Flocken gebrochen werden. Kein Wunder, daß Kartoffelfertigprodukte nach dieser wenig

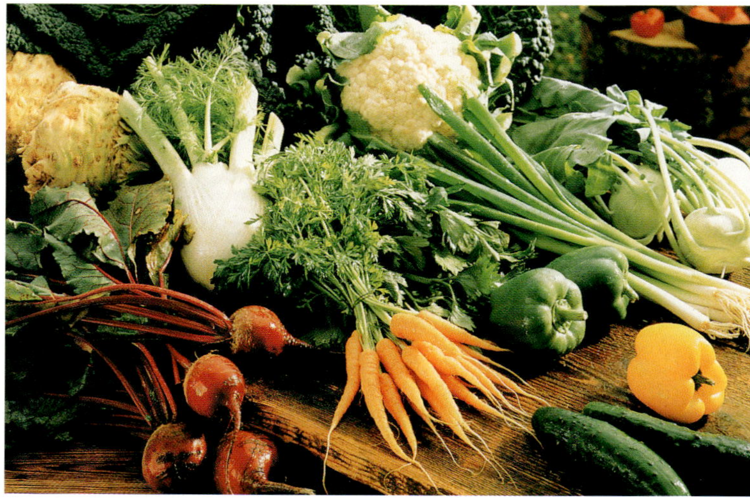

Nur bei einer schonenden Zubereitung bleiben die wertvollen Vitalstoffe der Kartoffel erhalten

schonenden Bearbeitung kaum noch etwas von den Vitaminen und Mineralstoffen der frischen Kartoffeln enthalten. Die Folgen trägt der Verbraucher: Das Säure-Basen-Gleichgewicht verschiebt sich durch den Konsum von Kartoffelprodukten aus der Packung in den sauren Bereich. Bedenken Sie diese Nachteile bei Ihrem nächsten Einkauf. Leider versprechen die Zahlen nichts gutes: Inzwischen werden bereits 40 Prozent aller Kartoffeln industriell bearbeitet.

- **Wurzel- und Knollengemüse:** In der Erde wächst so einiges, was unseren Säure-Basen-Haushalt auf natürliche Weise ausgleichen helfen kann. Bereits unsere Vorfahren wußten die Vorteile dieser unterirdischen Gemüsesorten zu schätzen: Möhren, Rote Beete, Sellerie und Schwarzwurzeln zählten bereits vor dem Getreide zu den Grundnahrungsmitteln des Menschen.
  Wurzelgemüse enthält hohe Mengen basischer Mineralien wie Kalium, Calcium und Magnesium. Schonend gedämpft, werden Gemüsegerichte auch von empfindlichen Menschen gut vertragen.

- **Gemüse ohne Ende ... :** Natürlich lassen sich im Rahmen dieses Buches nicht alle Gemüsearten aufzählen. Gurken, Paprika, Tomaten, Fenchel, Radieschen, Zwiebeln, Knoblauch, Zucchini, Rettich,

Topinambur oder Lauch und weitere gesunde und schmackhafte Gemüsesorten bleiben hier unberücksichtigt. Wenn Ihr Lieblingsgemüse in diesem Abschnitt nicht erwähnt wurde, seien Sie beruhigt: Gemüse wirkt grundsätzlich basenfördernd. Vorausgesetzt, es ist frisch und stammt nicht aus der Konserve.

Alle Gemüsearten führen dem Körper wichtige Basen zu

- **Blattsalate:** Heutzutage gehören neben Frischgemüse auch knackige Salate das ganze Jahr über zur Angebotspalette unserer Lebensmittelgeschäfte. Je nach Jahreszeit können wir zwischen Kopf-, Endivien-, Eichblatt-, Feld-, Radicchio- und Eisbergsalat, Ruccola und Chicorée wählen. Auch diese Gemüsearten reichern den Stoffwechsel mit Basen an, ernähren darüber hinaus die nützliche Darmflora mit Ballaststoffen und halten die Verdauung in Schwung.

Obst

- **Äpfel:** Neben Birnen zählen Äpfel zu den wichtigsten Vertretern des heimischen Kernobstes. Und sie gelten bereits seit langem als Inbegriff eines gesunden Lebensmittels. »An apple a day keeps the doctor away« heißt ein englisches Sprichwort, was übersetzt soviel bedeutet wie »Jeden Tag ein Apfel, und der Arzt ist überflüssig.«
  Nun ist trotz des großen Apfelkonsums (90 Prozent aller Bundesbürger erklärten den Apfel zu ihrem Lieblingsobst) mein Berufsstand bislang noch nicht ausgestorben. Dennoch steht fest: Äpfel

Rohkostmahlzeiten – nie zu viel und nie zu spät

Wie alle Rohkostzubereitungen sollten auch Salate bereits im Mund sehr gut vorverkleinert werden. Dafür ist zum einen ausreichend Zeit und Muße bei den Mahlzeiten notwendig. Außerdem müssen die Zähne gut in Form sein, um die Blätter genügend zermahlen zu können.

Schlecht gekaute Salate führen zu Fehlverdauungsprozessen – und wirken dann nicht mehr basisch, sondern säuernd! Dieser Vorgang, der Basenumkehr genannt wird, ist etwas später (Seite 76) genauer beschrieben.

So bereiten Sie Salat richtig zu:

- Blattsalat verliert bereits nach kurzer Zeit seine wertvollen Vitalstoffe. Kaufen Sie Ihren Salat also möglichst frisch. Lagern Sie ihn nicht bei Zimmertemperatur, sondern kühl, vorzugsweise im Gemüsefach Ihres Kühlschranks, und verbrauchen Sie ihn in innerhalb weniger Tage.
- Bereiten Sie Ihren Salat stets frisch zu. Die geputzten, kleingeschnittenen Salatmischungen, die in Plastiktüten eingeschweißt im Supermarkt angeboten werden, haben einen großen Teil ihrer Vitamine bereits verloren. Außerdem vermehren sich in der Verpackung häufig Krankheitskeime.
- Waschen und zerkleinern Sie Salat erst kurz vor dem Verzehr. Kleingeschnittener oder gerupfter Salat verliert im Sauerstoff der Luft rasch seine Vitamine. Geben Sie deshalb möglichst bald die Sauce an den Salat.
- Verwenden Sie für Ihre Salatsaucen immer hochwertige kaltgepreßte Pflanzenöle, die reichlich wertvolle Nährstoffe enthalten. Dazu gehört ein guter Obstessig oder Zitronensäure. Statt einer Essig– und Öl-Sauce können Sie natürlich auch ein Dressing aus Sauerrahm, Joghurt oder Crème fraîche an den Salat geben.
- Essen Sie Salate immer nur in kleinen Mengen und als Vorspeise vor dem Mittagessen. Dann sind sie am besten verdaulich.

Äpfel versorgen uns mit basischen Mineralien und viel Vitamin C

enthalten neben einer ordentlichen Portion Mineralien (Kalium, Calcium und Eisen) auch viel Vitamin C. Der Vitamin-C-Gehalt ist allerdings von der Apfelsorte, den Witterungs- und Klimaverhältnissen, der Bodenbeschaffenheit, dem Reifegrad und der Lagerdauer abhängig (siehe auch Tabelle).

Der größte Teil der Vitamine steckt in der Schale. Doch die ist bei vielen Äpfeln alles andere als gesund. Äpfel werden heutzutage während ihres Reifevorganges durchschnittlich zwanzigmal gespritzt (gegen Pilze und gegen Insekten), und diese Giftrückstände lassen sich auch durch intensives Waschen nicht vollständig ent-

Vitamin-C-Gehalt von Äpfeln (nach Schuphan)	
Berlepsch	23,5 mg/100 g
Goldparmäne	18,1 mg/100 g
Boskop	16,4 mg/100 g
Weißer Klarapfel	15,3 mg/100 g
Cox Orange	11,4 mg/100 g
Jonathan	8,8 mg/100 g
Golden Delicious	8,0 mg/100 g

fernen. Wenn Sie alle Inhaltsstoffe des Apfels genießen wollen, sollten Sie daher zu Äpfel aus biologischem Anbau greifen. Trotz aller Vorzüge, die Äpfel zu bieten haben, sollten Sie es mit Ihrem Apfelkonsum nicht gleich übertreiben. Zwei bis drei Äpfel pro Tag sind die Grenze dessen, was die meisten Menschen gut vertragen. Essen Sie Äpfel, wie andere Rohkost auch, nur bis zum Nachmittag. Rohe Äpfel verursachen, wenn Sie nicht vollständig verdaut werden, Gärungsvorgänge im Darm und sind oft die Ursache von hartnäckigen Blähungen.

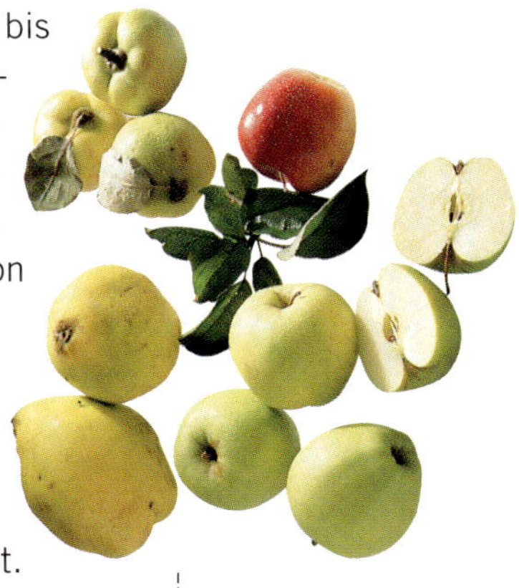

- **Steinobst:** Kirschen, Pflaumen, Reineclauden und Mirabellen, Aprikosen und Pfirsiche zählen zu den Obstsorten mit dem höchsten Gehalt an basischem Kalium. Darüber hinaus sind in ihnen noch kräftig Vitamine verpackt. Neben Vitamin C hat besonders das Beta-Carotin, die Vorstufe des Vitamin A, eine große Bedeutung bei dieser Obstgruppe.

- **Beerenobst:** Erdbeeren, Himbeeren, Johannisbeeren und Stachelbeeren – wer denkt da nicht an die herrliche Sommerzeit? Wie schön, daß wir mit diesen wohlschmeckenden Früchten auch gleich etwas Gutes für unseren Säure-Basen-Haushalt tun können – vorausgesetzt, die Früchte sind frisch und reif. Mit den Beeren führen wir unserem Körper nicht nur basische Mineralien, sondern auch beträchtliche Mengen an Vitamin C und Folsäure (blutbildend, besonders wichtig für Frauen!) zu.

Rohes Obst muß gut gekaut werden – sonst gibt es Blähungen

Vitamin A – Schutz für Haut und Augen
Schon lange weiß man um die Bedeutung dieses lebenswichtigen Vitamins für die Sehkraft. Es schützt vor Nachtblindheit und – zusammen mit anderen Vitaminen und Spurenelementen – vor dem Grauen Star. Vitamin A regt außerdem den Aufbau der Haut- und Schleimhautzellen an. Nach neueren Untersuchungen soll ihm auch eine Rolle bei der Vorbeugung von Krebserkrankungen zukommen.

Vitamin C – ein berühmter Radikalfänger
Vitamin C zählt zu den wichtigsten Radikalfängern. Als freie Radikale bezeichnet man Moleküle, denen ein einzelnes Elektron fehlt und die deshalb äußerst aktiv reagieren. Diese Verbindungen gibt es überall in der Natur, und auch in unserem Körper entstehen durch Streß und Umweltbelastungen täglich unzählige dieser Radikale.
Leider greifen freie Radikale auf der Suche nach dem fehlenden Elektron auch unsere Körperzellen an und verursachen dadurch schwere Erkrankungen, wie zum Beispiel erhöhte Infektanfälligkeit, Arteriosklerose oder Krebs. Das Vitamin C bietet den freien Radikalen das fehlende Elektron an und schützt dadurch unseren Organismus vor dem Angriff dieser gefährlichen Stoffe.

Kräutertees

Nur »blonde« Tees wirken basisch. »Rote« Teesorten sind dagegen sauer

Auch Kräutertees gehören zu den Basenlieferanten. Dazu zählen allerdings nicht alle Teesorten: »Rote« Tees wie beispielsweise Hagebutten-, Malven- oder Früchtetees sind Säurelieferanten. Basisch wirken dagegen die »blonden« Tees wie Melissen-, Fenchel-, Lindenblüten- oder Hopfentee.
Kochen Sie Kräutertee nicht zu stark, und lassen Sie ihn nicht zu lange ziehen. Bevorzugen Sie nach Möglichkeit Tees aus biologischem Anbau, und wechseln Sie öfter mal die Teesorte. Denn auch Heilkräuter sind schließlich Medikamente und sollten nicht unbegrenzt eingenommen werden.

Mineralwasser

Die Mineralwässer, die in allen Supermärkten inzwischen in einer großen Auswahl angeboten werden, enthalten Mineralien und Spurenelemente in gesetzlich vorgeschriebenen Mindestmengen und wirken deshalb basisch auf den Stoffwechsel. Aus geschmacklichen Gründen werden sie allerdings häufig mit Kohlensäure versetzt, die das basische Mineralwasser in einen Säurespender verwandelt. Wenn Sie den basischen Einfluß des Mineralwassers auf Ihren Stoffwechsel erhalten wollen, sollten Sie entweder zu stillen Mineralwässern greifen oder die Kohlensäure ausperlen lassen.

Trinken Sie möglichst stille Mineralwässer – oder lassen Sie die Kohlensäure ausperlen

Milch

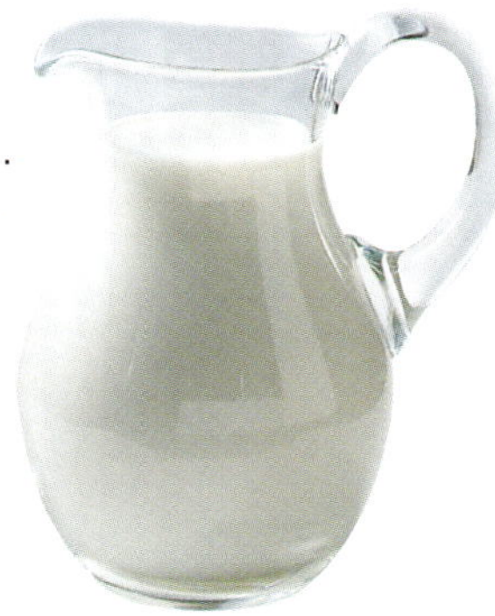

Milch besitzt von allen Lebensmitteln den größten Calciumanteil. Ein Glas Milch pro Tag stärkt nicht nur die Knochen und die Zähne, Kalium und Natrium verleihen der Milch auch den Status eines vorzüglichen Basenlieferanten. Das gleiche gilt auch für Sahne und Rahm. Wird die Milch jedoch durch Säuerungsvorgänge vergoren, wie es zur Herstellung von Joghurt, Kefir oder Buttermilch der Fall ist, wird das Sauermilchprodukt zum Säurelieferanten (siehe auch Abschnitt »Sauermilchprodukte«).

Eigelb

Die Natur versorgt bereits die Küken in einem ausgeglichenen Säure-Basen-Verhältnis: Nur das Eigelb hat basische Wirkung, das Eiweiß ist hingegen säurespendend.

Vorsicht – Säuren aus der Nahrung

Diese Nahrungsmittel machen uns sauer:

- **Säurespender** enthalten überwiegend Säuren oder bestehen aus Substanzen, die in unserem Körper zu Säuren abgebaut werden. In diese Gruppe fallen vor allem eiweißhaltige Nahrungsmittel. Eiweiße werden bei der Verdauung in Säuren – die Aminosäuren – zerlegt.
- **Basenräuber** sind Nahrungsmittel, die unser Körper nur verdauen kann, wenn er dafür Basen zur Verfügung stellt. Diese Lebensmittel enthalten zwar keine Säuren, wirken durch den Basenentzug

aber ebenfalls säuernd. Zu den größten Basenräubern zählen der weiße Industriezucker und seine Verarbeitungsprodukte, auch Weißmehl sowie gehärtete Fette und Öle.

Sauermilchprodukte

Sauermilchprodukte sind zwar schwach säuernd, doch versorgen Sie unsere Darmflora mit Milchsäure

Die Grundlage von Sauermilcherzeugnissen (Joghurt oder Kefir) ist zwar Milch, die zu den wertvollen Basenlieferanten gezählt wird. Allerdings setzt man zu deren Herstellung bestimmte Mikroorganismen, beispielsweise Milchsäurebakterien, zu, die den Milchzucker zu Milchsäure abbauen. Sauermilchprodukte wirken daher schwach säuernd auf den Stoffwechsel.
Dennoch haben diese Säurelieferanten auch viele gute Seiten: Die Milchsäure fördert das gesunde Darmmilieu und hindert Krankheitserreger daran, sich im Darm auszubreiten.

Käse, Quark

Frisch- und Sauermilchkäse, zu denen neben dem Doppelrahmfrischkäse und dem Hüttenkäse auch der Speisequark gehört, werden durch Zusatz von säurehaltigen Fermenten gewonnen. Diese Fermente leiten die Milcheiweißgerinnung ein, weshalb diese Milchprodukte dem Körper ebenfalls ein geringes Maß an Säuren zuführen. Dennoch stellen sie wichtige Eiweißquellen für den Muskelaufbau dar.
Käse im eigentlichen Sinne wird durch den Zusatz von Labferment hergestellt. Bei der Käsezubereitung entstehen weitaus mehr Säuren als bei den Sauermilcherzeugnissen. Als Richtlinie können Sie sich merken: Je kräftiger und würziger der Käse, um so säurehaltiger ist er – zum Leidwesen aller Käseliebhaber. Wenn Sie zu den Freunden von kräftigem Roquefort oder Munsterkäse gehören, genießen Sie ihn in kleinen Mengen.

Fleisch

Bezüglich ihrer Wirkung auf den Säure-Basen-Haushalt wird hier sowohl das Fleisch von Rindern, Schweinen, Wild und Geflügel, aber auch von Fischen zusammengefaßt. Denn alle diese Fleischsorten enthalten vergleichsweise viel Phosphor – ein Mineral mit säuernder Wirkung. Darüber hinaus wirkt Phosphor vielfach als Gegenspieler des wertvollen basischen Calciums.

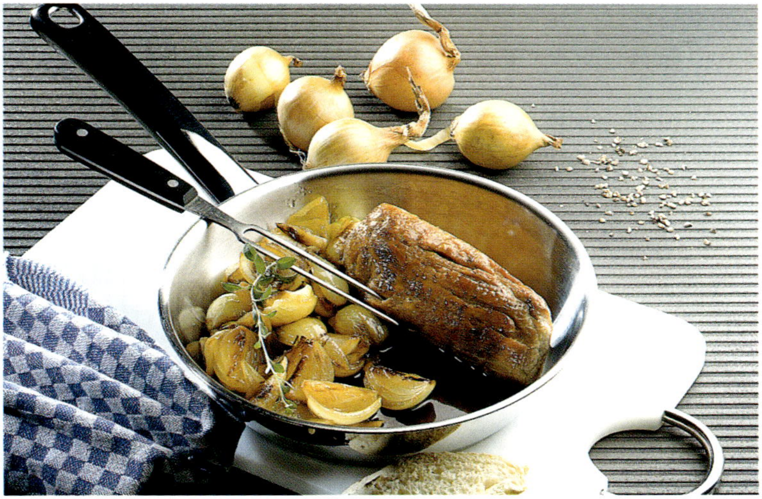

Starker Fleischkonsum ist eine weitverbreitete Ursache für zuviel Säuren im Körper

Fleisch ist zwar reich an hochwertigem tierischen Eiweiß. Allerdings wird dies bei den Verdauungsprozessen in reichlich Aminosäuren umgewandelt, die den säuernden Einfluß des Phosphors noch verstärken. Diese Proteine können auch fleischlos ersetzt werden: Eine vollwertige Alternative sind Milch und Eier, und auch die Kartoffel (Seite 56 ff.) leistet einen großen Beitrag für unsere Eiweißversorgung.

Noch ein anderes Argument spricht gegen eine fleischreiche Kost: Im Fleisch ist neben dem Eiweiß leider stets eine mehr oder weniger große Menge an tierischen Fetten vorhanden. Diese finden bei vielen Menschen nicht nur auf der Waage, sondern auch im Cholesterinwert ihren Niederschlag. Auch der Fisch macht in diesem Punkt bei manchen seiner fetten Artgenossen wie Aal, Hering und Lachs leider keine Ausnahme.

Aus ernährungswissenschaftlicher Sicht bestehen gegen eine oder zwei Fleisch- oder Fischmahlzeiten pro Woche keine Bedenken. Wer jedoch jeden Tag ein Stück Fleisch zu sich nimmt, kann seinen Körper rasch in die Übersäuerung treiben.

Neben den Auswirkungen auf den Säure-Basen-Haushalt rückt beim Fleisch ein weiterer Aspekt immer mehr in den Vordergrund: die Herkunft des Tieres. In Zeiten, in denen die Meldungen über den BSE-Skandal nicht abreißen wollen, Schweine den Streß der intensiven

Tierhaltung nur noch mit massiven Medikamentengaben überleben und Hühner mit Hormonen zu einem schnelleren Wachstum gezwungen werden, ist besonders das Billigfleisch zu einer neuen Form des Sondermülls geworden. Also, wenn schon Fleisch, dann aus natürlicher Aufzucht. Wenn Ihnen der Preis zu hoch erscheint, essen Sie lieber ein Fleischgericht weniger, und gönnen Sie sich dann ein hochwertiges Stück Fleisch.

Wurst

Was soeben über die Schadstoffbelastung des Fleisches gesagt wurde, gilt um so mehr für die Wurst. In ihr finden sich neben den Hormonen, Antibiotika und Betablockern, mit denen die Tiere bis zu ihrem unseligen Ende geradezu gefüttert werden, außerdem noch Lebensmittelzusatzstoffe (Stabilisatoren, Emulgatoren), Pökelsalz (Nitrat) und vor allem große Mengen von säuerndem Phosphat. Durch den Phosphatzusatz wird der Wasseranteil in der Wurst erhöht – sie wiegt schwerer und bringt dem Handel somit mehr Geld.

Wurst enthält häufig Phosphat und wirkt dadurch besonders säuernd

Wenn Sie gerne Wurst essen, ersparen Sie Ihrem Körper nach Möglichkeit »undefinierbare« Wurstsorten wie Mortadella oder Bierwurst. In diesen werden in den Metzgereien – feingemahlen – oft alle möglichen minderwertigen Stücke verarbeitet, die mit Fleisch nur noch entfernte Ähnlichkeit besitzen. Greifen Sie lieber zu gekochtem Schinken oder Aspik. Und kaufen Sie nach Möglichkeit bei einem Biometzger.

Getreide und Reis

Die sieben klassischen Getreidearten sind Weizen, Roggen, Hafer, Gerste, Mais und Hirse. Neben diesen »richtigen« Getreidesorten spielen in den letzten Jahren auch Dinkel, der Urahn unseres heutigen Weizens, und Grünkern, der als unreifer Dinkel geerntet und dann leicht gedörrt wird, wieder eine größere Rolle. Zum Getreide werden in diesem Abschnitt auch Buchweizen, Quinoa (Körnerfrucht aus Südamerika), Amaranth und Reis gezählt, die zwar anderen Pflanzenfamilien angehören, aber in der Küche ähnlich verwendet werden.

Diese Getreidesorten und getreideähnlichen Pflanzenprodukte enthalten verhältnismäßig viele Proteine (Eiweiß), die bei der Verdauung zu Aminosäuren abgebaut werden. Getreide wirkt daher insgesamt

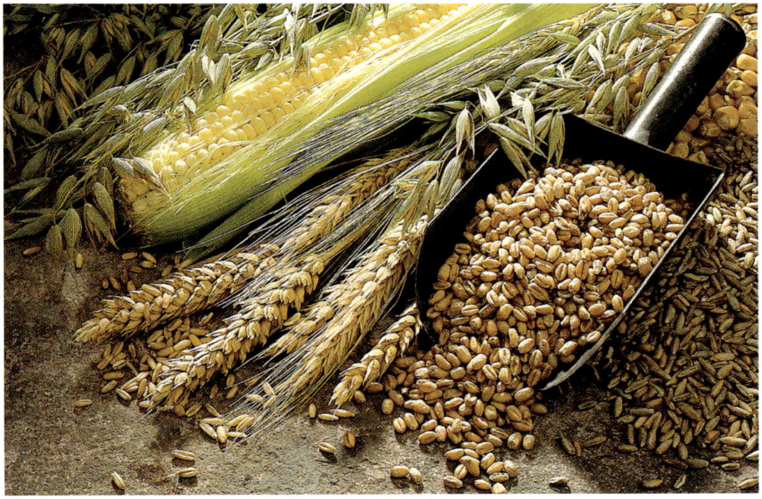

säuernd auf den Organismus. Dieser Effekt wird noch durch einen hohen Anteil an sauren Mineralien verstärkt – allen voran das Phosphat, das Sie bereits im Abschnit »Fleisch« kennengelernt haben.

Getreide gehört also zu den Säurelieferanten, dennoch zählt es zu den Nahrungsmitteln, die unseren Organismus mit lebenswichtigen Vital- und Nährstoffen versorgen. Vor allem der Getreidekeimling enthält hochwertige ungesättigte Fettsäuren und Vitamin A und E, in den Randschichten zudem Vitamin B und wertvolles pflanzliches Eiweiß, und im Inneren des Korns sind Kohlenhydrate als Kraftspender verborgen.

Durch die Verarbeitung des Getreides werden leider viele dieser empfindlichen Inhaltsstoffe zerstört. Locker-leichte Weißmehlbrötchen werden beispielsweise aus stark ausgemahlenen Mehlen gebacken. Bei dieser Art der Mehlgewinnung bleiben jedoch die wertvollsten Bestandteile des Korns, die Randschichten und der Keimling, auf der Strecke. Und die hohen Temperaturen, die bei den Mahlprozessen erreicht werden, raffen schließlich die letzten Vitalstoffe dahin. Was bleibt, sind nur noch »leere« Kalorien – Säuren ohne Wert.

Nicht nur das Weißmehlgetreide, das für Brot, Nudeln oder Kuchen verwendet wird, erleidet dieses Schicksal. Auch der schneeweiße Reis ist seiner nährstoffreichen Hülle beraubt und schadet durch den Basenentzug bei seiner Verstoffwechselung mehr, als daß er uns nützt.

Weißmehlprodukte enthalten keinerlei Vitalstoffe mehr.
Sie belasten unseren Stoffwechsel nur noch mit Säuren

Vollkorn ist nicht gleich Vollwert

Vollkorngetreide gehört zu den wertvollen Säurelieferanten. Es versorgt uns mit hochwertigem pflanzlichen Eiweiß, Vitaminen und pflanzlichen Fetten. Dennoch müssen Sie, wenn Sie Ihrem Körper diese lebenswichtigen Inhaltsstoffe zuführen möchten, nicht das ganze Korn essen. Für die meisten Menschen ist »Vollkorn pur« zu schwer verdaulich und ruft schwere Blähungen hervor. Und damit beginnt, wie Sie bereits wissen, ein neuer Übersäuerungskreislauf. Denn bei den Gärungsvorgängen, die im Darm stattfinden, bilden sich giftige Abbaustoffe, die den Stoffwechsel zusätzlich belasten. Daneben werden, wenn das Korn im Verdauungstrakt nicht richtig abgebaut wird, auch nicht alle Nähr– und Vitalstoffe freigesetzt.

Auch schonend gemahlene Vollkornmehle sind vollwertig

Deswegen sollten Sie darauf achten, daß Vollkornprodukte bekömmlich zubereitet sind. Verwenden Sie schonend ausgemahlene Vollwertmehle oder feinen Vollkornschrot, die besser verdaut werden können und noch alle Bestandteile des Korns enthalten. Besonders schonend wird Getreide in Mühlen mit Steinmahlwerk gemahlen.

Zucker

Bei der Herstellung von weißem Industriezucker werden die wertvollen basischen Mineralien abgetrennt – zurück bleiben nur die Säuren

Bei der Gewinnung von Zucker werden die in der Natur vorkommenden Zuckerverbindungen aus zuckerhaltigen Pflanzen, wie beispielsweise dem Zuckerrohr oder der Zuckerrübe, durch vielfältige lebensmitteltechnische Verfahren herausgelöst. Bei diesem Vorgang werden die Zuckermoleküle von ihren natürlichen Begleitern getrennt – den basischen Mineralien. Zucker ist daher der künstlich hergestellte saure Rest einer Pflanze, dem alle ausgleichenden Basen fehlen. Diese besorgt sich der Zucker allerdings schleunigst wieder, sobald er in unseren Stoffwechsel gelangt.

Zu seiner Neutralisation nimmt er besonders gern den Knochenbaustein Calcium. Zucker zählt daher zu den schlimmsten Calcium-Räubern, die wir kennen. Diese säuernde Wirkung auf den Stoffwechsel haben leider auch die »natürlichen« Süßmittel wie Honig, Ahornsirup oder der unraffinierte braune Zucker.

Vorsicht – Säuren aus der Nahrung

Das Gesündeste für den Säure-Basen-Haushalt wäre es ohne Zweifel, überhaupt nicht zu süßen. Doch ist es für viele Menschen zu schwierig, ihren Geschmack von heute auf morgen umzustellen. Wenn Sie nicht gleich ganz auf süße Speisen verzichten wollen, sollten Sie auf keinen Fall zu weißem Industriezucker greifen. Verwenden Sie zunächst kaltgeschleuderten Bienenhonig, Ahornsirup, Birnendicksaft oder Melasse, zum Backen eignet sich Ursüße. All diese alternativen Süßungsmittel enthalten im Gegensatz zum weißen Zucker viel Eigengeschmack, so daß man mit geringeren Mengen auskommt. Bemühen Sie sich aber trotzdem, sich allmählich an einen weniger süßen Geschmack zu gewöhnen.
Denken Sie beim Thema Zucker auch an den versteckten Zucker in Speiseeis, Limonaden, Schokolade, Ketchup oder die stark zuckerhaltigen Fertigmüslis.

Kaffee, Tee und koffeinhaltige Getränke

Laut Statistik ist der schwarze Muntermacher das beliebteste Getränk der Deutschen. Noch vor Bier, Limonade und Tee rangiert Kaffee unangefochten auf Platz eins der Getränke-Hitliste. Seinen aromatischen Geschmack erhält die Kaffeebohne durch den Röstvorgang. Unglücklicherweise entstehen bei diesem Schritt der Kaffeeherstellung säurehaltige Reizstoffe, unter anderem die Chlorogensäure (gerösteter Kaffee enthält 5 bis 7 Prozent Chlorogensäure!). Diese Röstsubstanzen sind es, die für die besonders stark säuernde Wirkung des Kaffees verantwortlich sind.
Diesen säuernden Effekt bemerken magenempfindliche Menschen schon nach wenigen Tassen: Durch die verstärkte Magensäureproduk-

Süße Alternativen

Verwenden Sie zum Süßen Ihrer Speisen und Getränke möglichst braunen Zucker, Honig oder Ahornsirup. Diese vergleichsweise wertvollen Alternativen zum weißen Zucker sind noch nicht ganz von ihren Ausgangsprodukten getrennt. Daneben ist die Süßkraft stark konzentriert, weshalb bereits kleinere Mengen für ein »süßes« Leben reichen.

tion kommt es zu unangenehmem Sodbrennen. In südlichen Ländern wird zum Espresso daher stets ein Glas Wasser serviert, das den Kaffee im Magen verdünnt, oder der Kaffee wird durch Milch oder Sahne etwas neutralisiert – als Café au lait oder Cappuccino.

Auch entcoffeinierter Kaffee wirkt säuernd

Selbst wenn uns die Werbung etwas anderes glauben machen will: Auch entkoffeinierter Kaffee säuert den Stoffwechsel an. Denn seine Aromastoffen entfalten sich ebenfalls erst im Röstvorgang, und als Nebenprodukt entsteht Chlorogensäure.

Wenn Sie morgens eine gute Tasse Kaffee zum Wachwerden lieben, müssen Sie nicht gleich darauf verzichten. Betrachten Sie Kaffee aber als »Genuß«-Mittel, und schlucken Sie ihn nicht literweise. Zwei bis drei Tassen täglich sollten Sie als Ihre »Schallgrenze« ansehen.

Auch Schwarztee wirkt durch seine Gerbsäuren und Tannine säurefördernd, allerdings bei weitem nicht so stark wie Kaffee. Wenn Sie zum Munterwerden anstatt Kaffee ab und zu mal eine Tasse schwarzen Tee trinken, ist Ihr Stoffwechsel damit auf alle Fälle besser bedient.

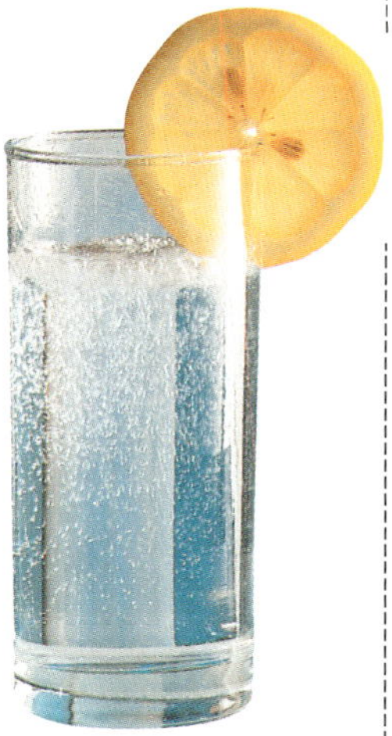

Die absoluten »Killer« für den Säure-Basen-Haushalt sind jedoch Colagetränke. Diese unglückliche Kombination aus Zucker, Coffein und Kohlensäure ist ein Säureangriff pur auf Ihren Körper.

Das trinken die Deutschen am liebsten (Liter pro Kopf im Jahr 1995):

Kaffee	164,6 l	Milch	81,4. l
Bier	137,7 l	Fruchtsäfte	41,0 l
Wasser	97,1 l	Tee	25,0 l
Limonade, Cola	89,7 l	Wein	17,4 l

Konservierungsstoffe

Noch nie war das Angebot an Nahrungsmitteln so groß wie heute. Aus allen Erdteilen werden wir das ganze Jahr lang mit frischem Obst und Gemüse versorgt. Auch die Lebensmittelindustrie hat sich auf das wachsende Bedürfnis des Verbrauchers nach Abwechslung auf dem Speiseplan eingestellt. Mit einem immer größeren Angebot an vorverarbeiteten Lebensmitteln kommt sie dem Trend nach noch schnel-

Diese Nahrungsmitteln können phosphathaltige Konservierungsstoffe enthalten
- Wurst, Schinken
- gekochtes Fleisch
- Schmelzkäse
- Kuchenmischungen
- Desserts, Geleeanteil in Fertiggebäck
- Gummibonbons, Knabbergebäck

lerer, noch leichterer Zubereitung entgegen. Fast food ist angesagt. Die Ernährung aus der Konserve, das Fertigmenü aus der Tiefkühltruhe, der Kuchen aus der fertigen Backmischung – dieser Zweig der Lebensmittelindustrie segelt in einem ungebrochenen Aufwärtsboom.
Doch leider hat die bequeme Welt des Fernseh-Kochstudios, in dem uns täglich demonstriert wird, wie schnell doch ein schmackhaftes Gericht mit den richtigen Zutaten auf den Tisch gezaubert werden kann, auch ihre Schattenseiten. Die Herstellung und Haltbarmachung der Fertigprodukte ist nur durch den Zusatz unzähliger chemischer Hilfsmittel möglich. Konservierungsstoffe, Stabilisatoren, Emulgatoren, Geschmacksverstärker, Farbstoffe, Trenn- und Dickungsmittel – all das schlucken wir jedesmal mit.

Fertigprodukte enthalten unzählige chemische Zusatzstoffe

Abgesehen davon, daß immer mehr Menschen auf einzelne Zusatzstoffe mit Allergien reagieren, belasten die meisten dieser Substanzen die Säure-Basen-Balance des Körpers erheblich. Auf die stark säuernde Wirkung von Phosphatverbindungen wurde bereits an mehreren Stellen hingewiesen. Und gerade phosphathaltige Konservierungsmittel, die sich hinter den E-Nummern 338 bis 341, 450 und 1414 verstecken, werden vielen Fertigprodukten zur Haltbarmachung zugesetzt.
Leider hat nicht jeder die Zeit, täglich mit Muße ein frisches Menü zuzubereiten. Gewöhnen Sie sich trotzdem an, möglichst wenig vorverarbeitete Lebensmittel zu kaufen. Eine Umstellung birgt noch einen anderen Vorteil: Je weniger Industriekost Sie essen, um so schneller werden Ihre Geschmacksnerven wieder auf natürliche Aromen trainiert. Und natürlich schmeckt immer noch am besten!

Unentschieden – neutrale Nahrungsmittel
Neutrale Nahrungsmittel liegen mit ihrem ph-Wert zwischen dem sauren und dem basischen Bereich und beeinflussen den Säure-Basen-Haushalt des Körpers überhaupt nicht. In diese Gruppe gehören naturbelassene Fette und Öle sowie Butter und stille Mineralwässer.

Die Bewertung von Nahrungsmitteln – nicht ganz einfach

Oxalsäurehaltige Lebensmittel: Rhabarber, Spinat, Rote Beete, Nüsse, Kakao, Schokolade

Wie stellt man nun fest, ob ein bestimmtes Nahrungsmittel eine säuernde Wirkung im Organismus zeigt oder nicht? Das ist eine schwierige Frage, die bis heute nicht zweifelsfrei geklärt werden konnte. Zu Beginn der Säure-Basen-Forschung glaubte man, eine Antwort auf diese Frage aufgrund des Mineralgehaltes, den man aus der Asche eines bestimmten Nahrungsmittels analysierte, zu erhalten. Doch schon bald mußte man feststellen, daß die ermittelten Werte sehr schwankten. Denn gerade die Zusammensetzung der Mineralstoffe hängt stark von äußeren Einflußfaktoren wie Anbaumethode, Witterungsverhältnisse, Reifegrad, Lagerung und Zubereitung ab.

Doch damit nicht genug: Die meisten Lebensmittel enthalten neben Mineralstoffen noch andere (organische) Säuren, die bei Veraschung zerstört und deshalb bei dieser Analysemethode überhaupt nicht erfaßt werden, obwohl sie für den Säure-Basen-Haushalt eine wichtige Rolle spielen. Zu diesen Säuren gehören unter anderem die Oxalsäure und die Asparaginsäure, die im Spargel enthalten ist. Unterschiedlich beurteilt werden auch Zitrusfrüchte. Während einige Experten sie wegen ihres hohen Säuregehaltes zu den Säurelieferanten zählen, werden sie von anderen zu den basenhaltigen Nahrungsmitteln gezählt. Ähnliche Widersprüche ergeben sich auch bei der Bewertung von Hülsenfrüchten wie Erbsen, Bohnen oder Linsen.

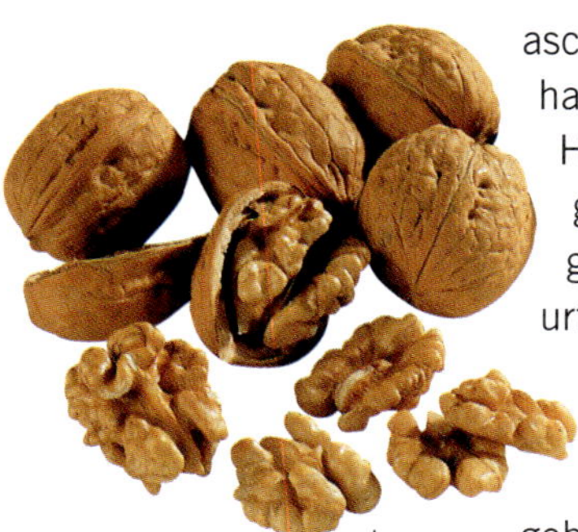

Um den Einfluß einzelner Lebensmittel auf den menschlichen Organismus genauer zu untersuchen, war man deshalb auf Experimente

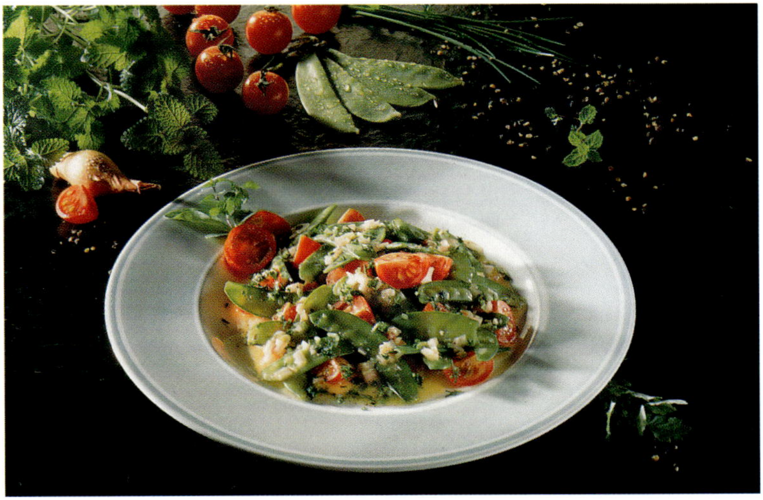

Bevorzugen Sie Obst und Gemüse der Saison. Es besitzt den optimalen Reifegrad und die meisten Vitalstoffe!

angewiesen. In mehreren Versuchsreihen wurde die Säureausscheidung im Urin von freiwilligen Testpersonen, die einen Tag lang nur ein bestimmtes Nahrungsmittel gegessen hatten, beobachtet. Die Untersuchungsergebnisse zeigten zwar alle in eine Richtung: Je nachdem, welches Lebensmittel an diesem Tag verzehrt wurde, unterschied sich der Säuregehalt des Urins tatsächlich in erheblichem Maße. Doch abgesehen davon, daß man mit diesem Verfahren nicht alle Lebensmittel testen kann (wer möchte schon einen ganzen Tag nur von Butter leben?), ist die Säureausscheidung auch von der individuellen Verdauungskraft der Testperson abhängig.

Da mit den heute möglichen Meßmethoden nur Annäherungswerte ermittelt werden können, kann die Wirkung auf den Säure-Basen-Haushalt bisher nur für Lebensmittelgruppen angegeben werden. Angeblich exakte Tabellen, in denen die Säurewirkung von einzelnen Lebensmitteln aufgeführt sind, können sich also nur aus ungefähren Richtwerten aufbauen. Ein Hinweis auf diese »Scheingenauigkeit« ist auch, daß in vielen solcher »Hitlisten« keinerlei Angaben darüber gemacht werden, auf welche Annahmen sich die Tabellen stützen.

Die Säurewirkung von Nahrungsmitteln wird auch von der Anbaumethode und dem Reifegrad beeinflußt

Abwechslung – auf keinen Fall verkehrt

Lassen Sie sich bei der Erstellung Ihres Speiseplans also nicht von zweifelhaften Listen leiten. Halten Sie sich dagegen lieber an die Einteilung in die großen Lebensmittelgruppen, und sorgen Sie innerhalb jeder Gruppe für möglichst viel Abwechslung. Denn jedes Gemüse, jedes Obst und jedes Getreide hat seine ganz einmalige Nährstoffzusammensetzung – und diese läßt sich nicht aus den Mineralanalysen seiner Asche ablesen!

Nur wer möglichst viel von dem, was die Natur für uns bereithält, auf den Tisch bringt, bekommt die vielfältigen Vitalstoffe, die in den Lebensmitteln in so unterschiedlicher Zusammensetzung enthalten sind. Eine abwechslungsreiche Ernährung beugt aber nicht nur einer Mangelversorgung vor, sondern verhindert auf Dauer auch Nahrungsmittelunverträglichkeiten.

Wie aus Basenlieferanten Säuren werden – die Basenumkehr

Neben dem natürlichen Basen- und Säuregehalt ist auch noch ein anderer Aspekt von Bedeutung. Denn ob ein basisches Nahrungsmittel in unserem Körper seine Wirkung entfalten kann, ist auch davon abhängig, wie und wann wir essen. Eine hastig verschlungene, schlecht gekaute Mahlzeit führt im Darm zu erheblichen Fehlverdauungsprozessen wie Gärung und Fäulnis. Und diese wandeln auch ein von Natur aus basisches Nahrungsmittel in eine Säure um. Diesen Vorgang nennt man in der Ernährungswissenschaft »Basenumkehr«.

Doch nicht nur eine schlechte Zerkleinerung der Speisen im Mund führt zu einer Überforderung des Verdauungstrakts und damit zur Umwandlung von Basen in Säuren. Den gleichen Vorgang beobachtet man, wenn man abends große und schwerverdauliche Mahlzeiten zu sich nimmt. Das ist dadurch zu erklären, daß unser Verdauungssystem ab dem Spätnachmittag nur noch sehr schwerfällig arbeitet. Darüber hinaus sondern die großen Verdauungsdrüsen in den Abendstunden deutlich weniger (basisches) Sekret ab, und die Nahrung beginnt, sich in dem feucht-warmen Milieu des Darms zu zersetzen.

Wie aus Basenlieferanten Säuren werden – die Basenumkehr

Eine große Rolle spielt schließlich die individuelle Leistungsfähigkeit des Verdauungssystems, die außerordentlich verschieden ausgeprägt ist. Während vor allem jüngere und kräftig gebaute Menschen größere Portionen an Rohkost und schwerverdaulichen Hülsenfrüchte vertragen können, sind ältere Menschen und schlanke Personen damit oft überfordert. Überschreitet die verzehrte Menge die Verdauungskraft des einzelnen, wird die nicht abgebaute Rohkost von bestimmten Bakterien im Darm vergoren. Und auch dabei wird die basische Rohkost zu Säuren verarbeitet. Diesen Vorgang in ihrem Körperinneren bemerken empfindliche Menschen oft selbst – die doch vermeintlich so gesunde Rohkost verursacht unangenehme Blähungen!

Auch die individuelle Verdauungskraft beeinflußt den Säure-Basen-Haushalt

Altes Wissen neu entdeckt

Die individuelle Verdauungskraft war übrigens schon den Ärzten im alten China, wo der Ernährung eine entscheidende Bedeutung für die Gesundheit zuerkannt wurde, vertraut. Sie wären niemals auf die Idee gekommen, alle Menschen über den gleichen (Ernährungs-)Kamm zu scheren. Diese Gedanken über eine typgerechte Ernährung wurden bei uns leider erst in letzter Zeit wieder aufgegriffen.

Kapitel 7

Ihr persönliches Entsäuerungsprogramm

Bisher haben Sie erfahren, welche Schäden ein Zuviel an Säuren in Ihrem Organismus hervorrufen kann und welche Bedeutung die Ernährung und die richtige Eßweise für ein gesundes Säure-Basen-Gleichgewicht spielt. Doch wie können Sie dieses Wissen in die Tat umsetzen, Ihren Körper in Zukunft vor großen Säureangriffen bewahren und langfristig alte Stoffwechselablagerungen aus dem Bindegewebe lösen?

Dieses Kapitel will Ihnen Anregungen geben, wie Sie in Ihrem Alltag einen Weg zu einem ausgeglichenen Säure-Basen-Haushalt einschlagen können.

Alles braucht seine Zeit

Wenn Sie Ihren Körper in Zukunft vor einer Übersäuerung schützen möchten, genügt es leider nicht, für einige Wochen eine basenreiche »Blitz-Diät« einzulegen und anschließend genauso wie bisher weiterzuleben. Wenn Sie von einer Entsäuerung des Stoffwechsels wirklich profitieren wollen, bedeutet das eine langfristige Umstellung Ihrer Lebens- und Ernährungsgewohnheiten. Und das kann mitunter einige Veränderungen bedeuten.

Entsäuerung ist ein Langzeitprogramm

Nehmen Sie sich zunächst die Änderungen vor, die Ihnen am leichtesten erscheinen. Die schwierigeren Ziele können Sie dann ins Auge fassen, wenn Sie die ersten, einfacheren Etappen schon gemeistert haben. Vor allem sollten Sie die neuen Lebensgewohnheiten spielerisch und ohne Zwang ausprobieren. Auch bei gutem Willen sind hehre Vorsätze (»Ab morgen werde ich nur noch ...« oder »Ab jetzt werde ich nie wieder ...«) auf Dauer nur schwer durchzuhalten. Seien Sie deshalb nicht zu streng zu sich. Freuen Sie sich lieber über jedes Mal, an dem Sie Ihrem Körper etwas Gutes tun konnten.

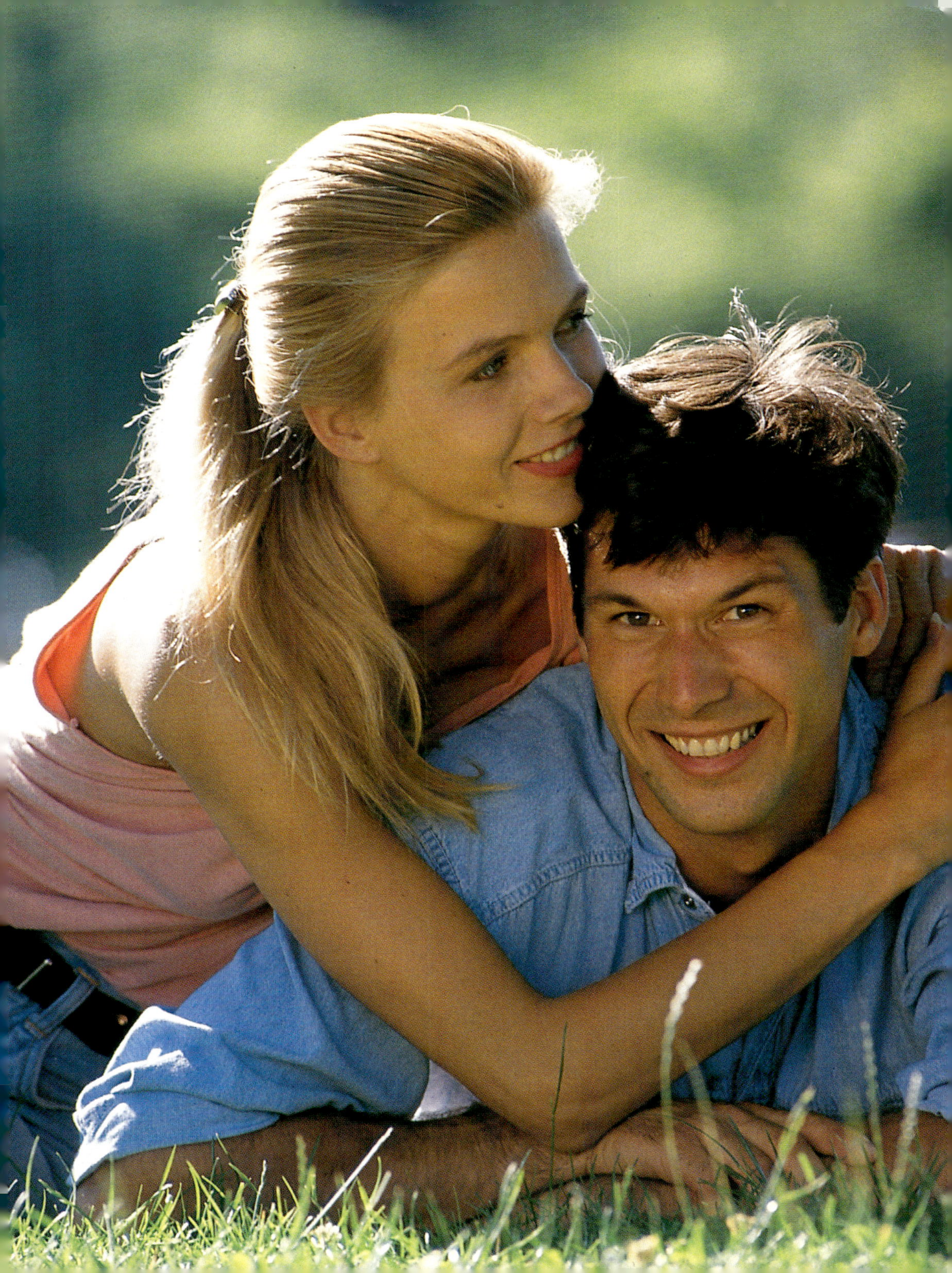

Gehen Sie kontinuierlich und schrittweise vor!

Auch wenn Sie sich voller Elan daran begeben wollen, alle Säurequellen aus Ihrem Alltag zu verbannen, sollten Sie sich davor hüten, sich gleich zu viel vorzunehmen. Denn die Erfahrung zeigt, daß die Gefahr, nach kurzer Zeit wieder in alte Gewohnheiten zurückzufallen, geringer ist, wenn Sie langsam und Schritt für Schritt vorgehen. Entsäuerung ist ein Prozeß, der sich nicht nur in Ihrem Körper, sondern auch in Ihrem Bewußtsein vollziehen muß.

Und das braucht seine Zeit! Vielleicht haben Sie nach einigen Monaten, vielleicht aber auch erst nach Jahren »Ihr« Entsäuerungsprogramm verwirklicht. Wann Sie am Ziel ankommen, ist nicht von Bedeutung. Entscheidend ist nur, daß Sie diesen Weg kontinuierlich weitergehen und nicht zwischendurch umkehren. Wenn Sie nicht gleich alles verwirklichen können, denken Sie immer daran: Rom wurde auch nicht an einem Tag erbaut!

Der schönste Lohn einer säurearmen Ernährung: Wohlbefinden ohne Ende

Achten Sie auf Ihr Körpergefühl

Auch wenn Sie verstandesmäßig erkannt haben, wie wichtig die Entsäuerung für Ihren Organismus ist – nur durch Einsicht allein können die wenigsten ihr Leben verändern und alte Gewohnheiten fallenlassen. Die Erfahrung zeigt, daß die meisten Menschen eher motiviert sind, »Ihr« Entsäuerungsprogramm weiter in die Tat umzusetzen, wenn sie die Erfolge »am eigenen Leibe« spüren. Und das ist beim Entsäuern ganz leicht: Sie werden sehr bald spüren, wie ruhig und ausgeglichen, wie fit und leistungsfähig Sie sich fühlen, wenn Sie nicht mehr so »sauer« sind wie bisher.

Ernährung nach Maß

Säurelieferanten und basenüberschüssige Nahrungsmittel, Basenumkehr und neutrale Lebensmittel – das alles ist Ihnen bekannt. Doch wie soll Ihr Speisezettel aussehen?

Um sich säurearm zu ernähren, bedeutet es nicht, daß Sie alle säurehaltigen Lebensmittel in Zukunft meiden müssen. Im Gegenteil: Für eine ausgewogene Ernährung sollten immer saure und basische Le-

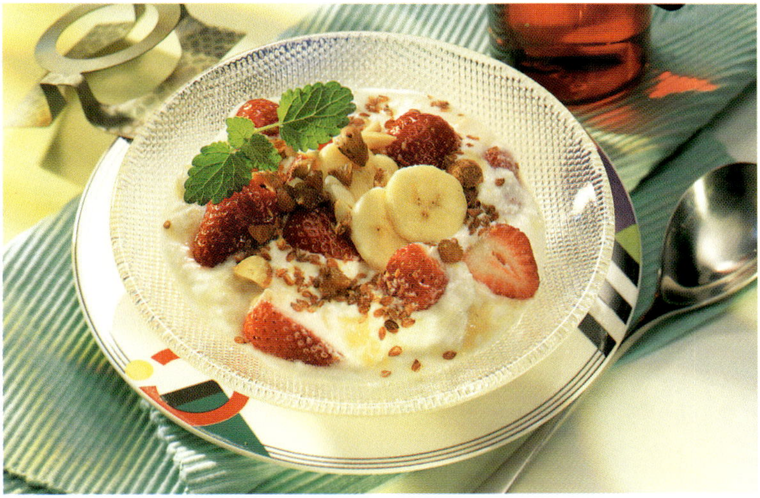

bensmittel in einer Mahlzeit kombiniert werden – allerdings im richtigen Verhältnis. Mit ein paar Vorschlägen möchte ich Ihre Phantasie anregen, wie Sie demnächst basenreich durchs Leben gehen können, ohne die Lust am Essen zu verlieren.

Frühstück

Die erste Mahlzeit des Tages ist für den Körper von besonderer Bedeutung und das »Wecksignal« für die Verdauungsorgane. Doch ein Frühstück, das aus Weißmehlbrötchen, Marmelade, Wurst und Bohnenkaffee besteht, könnte zum ersten Säureangriff des Tages werden. Wertvoller und für den Stoffwechsel weniger belastend sind folgende Kombinationen:

Essen Sie möglichst nur zweimal wöchentlich Fleisch

- Wenn Sie Liebhaber eines deftigen Frühstücks sind, genießen Sie ein Vollwertbrot oder Vollwertbrötchen mit Hüttenkäse, Frischkäse oder Kräuterquark, gekochtem Schinken, Geflügelwurst oder Geflügelaspik und ein- bis zweimal wöchentlich ein Ei, weichgekocht, als Rührei oder Spiegelei. Garnieren Sie Ihr Frühstücksbrot mit ein paar Tomatenscheiben, einigen Radieschen oder ein wenig frischer Gurke.
- Wenn Sie Marmelade auf Ihrem Frühstücksbrot bevorzugen, sollten Sie die wenig gesüßten Fruchtaufstriche aus dem Reformhaus

probieren! Aus frischen Früchten und etwas Honig ist ein Fruchtpüree auch schnell selbst zubereitet.

- Wenn Sie zum Frühstück lieber etwas Frisches genießen, können Sie mit einem Müsli die ersten wertvollen Basen des Tages zu sich nehmen.
  Greifen Sie aber auf keinen Fall zu den stark gesüßten Fertigmüslis, wie sie in einigen Supermärkten angeboten werden. (Angaben über den Zuckergehalt finden Sie auf der Verpackung.) Ihr Müsli sollte nur ungezuckerte Getreideflocken, Nüsse und ungeschwefelte Trockenfrüchte, wie zum Beispiel Rosinen oder Aprikosen enthalten, dazu frische Milch und einige Löffel Joghurt. Reichern Sie Ihr Müsli mit etwas Obst an. Je nach Jahreszeit empfehlen sich Äpfel, Erdbeeren Bananen, Kiwi, Birnen, Beeren, Pfirsiche oder Aprikosen.

Mittagessen

Das Mittagessen sollte die Hauptmahlzeit des Tages sein. Wenn bisher Fleisch im Mittelpunkt Ihres kulinarischen Interesses stand, brauchen Sie in Zukunft nicht ganz darauf zu verzichten. Reduzieren Sie allerdings die Portionen, und verwenden Sie Fleisch (beziehungsweise Fisch) zukünftig nur noch als Beilage. Vielleicht können Sie als nächsten Schritt in Ihrem Entsäuerungsprogramm den einen oder anderen fleischfreien Tag in der Woche einlegen.

- Als Vorspeise empfiehlt sich Rohkost. Beschränken Sie sich dabei allerdings auf eine kleine Portion, denn große Mengen Rohkost sind in den seltensten Fällen bekömmlich und verursachen starke Gärungsprozesse im Darm. Die Folgen sind dann unvermeidbar: unangenehme Blähungen und Säurebildung.
- Der größte Teil Ihres Hauptganges sollte aus gedünstetem Gemüse bestehen. Als Einstieg in eine gemüseorientierte Küche eignen sich Gemüsegratins, die unzählige Variationsmöglichkeiten bieten. Selbst mit wenig Kocherfahrung sind sie schnell und problemlos zubereitet, und Hobbyköche können diese Gerichte zu wahren Gourmeterlebnissen verfeinern. Diese leckeren Aufläufe werden inzwischen auch in vielen Kantinen und Restaurants angeboten und sind damit auch für Berufstätige in ihr Ernährungskonzept einzubauen.

Grundrezept Gemüsegratin (für 2 Personen)
500 g Gemüse (nach Belieben und Jahreszeit Kartoffeln, Möhren, Brokkoli, Lauch, Blumenkohl, Zucchini etc.) putzen, kleinschneiden und in wenig Salzwasser dünsten bzw. gar kochen. $^1/_2$ Becher Sahne mit 2 bis 3 Eiern verquirlen, mit Kräutersalz, Pfeffer und Muskatnuß würzen.
Eine feuerfeste Form ausfetten und das abgetropfte Gemüse hineinfüllen. Die Eiersahne darübergießen und die Gemüse-Eier-Mischung mit etwas Käse bestreuen. Etwa 20 Minuten im Backofen bei 200 Grad auf mittlerer Schiene garen lassen.

Abendessen

Das Abendessen sollte die kleinste Mahlzeit des Tages sein. Denn in der Nacht befindet sich auch das Verdauungssystem in einer Ruhephase und ist nur vermindert leistungsfähig. Überfordern Sie Ihren Magen am Abend also nicht mit üppigen oder schwer verdaulichen Gerichten, die von den Verdauungsenzymen nicht mehr richtig aufgeschlossen werden können. Die Nahrung beginnt dann in der körperwarmen Temperatur des Darmes zu gären und zu faulen. Neben sehr giftigen Substanzen wie Phenol, Kresol und Formaldehyd werden dabei auch Säuren gebildet.
Natürlich sollen Sie abends nicht hungrig ins Bett gehen, auch auf einen gelegentlichen Restaurantbesuch am Abend müssen Sie in Zukunft nicht verzichten. Aber machen Sie sich ein ausgiebiges Abendessen nicht zur Gewohnheit.

Nehmen Sie abends nur noch eine kleine Mahlzeit zu sich

Das sollten Sie beim Abendessen vermeiden:
- rohes Obst
- Salate und Rohkost
- Hülsenfrüchte
- große Fleischportionen
- große Mengen Süßspeisen
- frische Hefespeisen (zum Beispiel Germknödel)

Grundrezept Gemüsesuppe

Etwas kleingeschnittenes Gemüse (Menge nach Bedarf) in Gemüsebrühe (etwa fertige Paste aus dem Reformhaus) bei mittlerer Hitze bißfest garen, mit einem Pürierstab fein pürieren, einen Klecks Sahne oder Crème fraîche darangeben – und fertig ist Ihr herzhafter Basennachschub am Abend!

- Wenn Sie tagsüber keine warme Mahlzeit einnehmen konnten, können Sie das selbstverständlich am Abend nachholen. Aber es muß ja nicht gleich ein Gericht für Schwerarbeiter sein! Sicherlich genügen ein paar Pellkartoffeln mit Kräuterquark oder ein Gemüse-Getreide-Bratling mit einer Sauce aus Gemüsepüree.
- Für den kleinen Appetit am Abend sind übrigens Gemüsecremesuppen ideal. Damit sind jedoch nicht die in heißem Wasser aufgelösten Instantsuppen gemeint, sondern aus frischem Gemüse selbstgemachte.
- Wenn Sie abends lieber nur ein Butterbrot essen, trinken Sie nach Möglichkeit ein Glas Milch oder eine Tasse Gemüsebouillon dazu. Damit enthält Ihr Abendessen ebenfalls genügend Basen.

Zwischenmahlzeiten

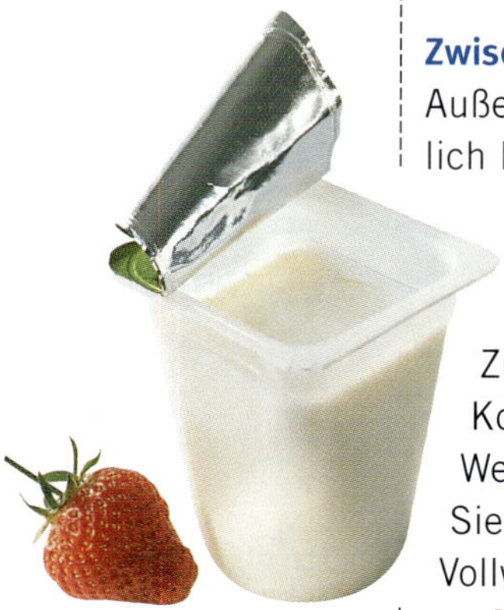

Außerhalb der Hauptmahlzeiten sollten Sie nur essen, wenn Sie wirklich Hunger haben. Falls Sie eine kleine Stärkung brauchen, können Sie zu etwas rohem Obst oder auch zu einer Quarkspeise mit frischem Obst oder Naturjoghurt greifen. Kaufen Sie nach Möglichkeit nicht die fertigen Fruchtjoghurts. Neben dem hohen Zuckergehalt sind die in vielen Produkten enthaltenen Farb- und Konservierungsstoffe Gift für Ihre Darmflora.

Wenn Sie hin und wieder gerne ein Stück Kuchen essen, probieren Sie doch einmal statt des viel zu süßen Weißmehlkuchens ein Stück Vollwertkuchen mit Nüssen, Trockenobst und Honig. Auch wenn er am Anfang etwas ungewohnt schmeckt, werden Sie seinen intensiveren Geschmack bald zu schätzen lernen.

Gut gekaut ist halb verdaut

Der Mund ist die einzige Station im Verdauungskanal, an der die Nahrung mechanisch zerkleinert werden kann. Was hier nicht zerkaut wurde, muß in Magen und Darm durch die Enzyme des Verdauungstraktes erst mühsam nachgeholt werden. Doch bis sich die Verdauungssäfte durch so einen dicken Brocken durchgearbeitet haben, kann ganz schön viel Zeit vergehen! Währenddessen beginnt die Nahrung aber schon, sich selbst zu zersetzen, zu faulen und zu gären. Das Ergebnis dieses »Chemieunfalls« im Darm bekommt man unmittelbar zu spüren: Bauchkrämpfe, Blähungen und ein unangenehm riechender Stuhl.

Achten Sie auf ein ausgewogenes Säure-Basen-Verhältnis
Eine Mahlzeit kann am besten verdaut werden, wenn Sie neben Säuren auch Basen enthält. Damit werden nämlich die Ausgangsstoffe für die Sekrete der wichtigen Verdauungsdrüsen Bauchspeicheldrüse und Leber gleich mitgeliefert. Ein Gericht, das nur aus basischen Lebensmitteln zubereitet ist, bereitet dem Körper keinerlei Probleme, denn Säuren zur Neutralisierung sind im Organismus ja zur Genüge vorhanden. Mahlzeiten, die nur Säuren enthalten, sind dagegen weitaus schwerer zu verarbeiten.
Bei vielen Menschen besteht der größte Teil des täglichen Speiseplans aus Säurelieferanten: Zum Frühstück Brot mit Wurst oder Marmelade, dazu ein paar Tassen schwarzen Kaffee, mittags Jägerschnitzel mit Spätzle oder Spaghetti bolognese, als Dessert ein süßer Pudding oder Mousse au chocolat, und zum Abendessen noch einmal Wurst- oder Käsebrot. Gemüsemahlzeiten treten – oft auch aus zeitlichen Gründen – immer mehr in den Hintergrund. Viele Menschen essen zweimal, manchmal sogar dreimal am Tag Brot. Doch Brot enthält stets große Mengen Kochsalz, ohne das es pappig und fade schmecken würde. Salz belastet aber nicht nur die Nieren und treibt den Blutdruck in die Höhe, es ist auch für den starken Säureanteil des Brotes verantwortlich.

Jede Mahlzeit sollte gleichzeitig Säuren und Basen enthalten

Nehmen Sie sich also lieber etwas Zeit beim Essen, und genießen Sie in Ruhe. Lassen Sie sich nicht durch Zeitungslektüre, Fernsehen oder intensive Gespräche ablenken. Konzentrieren Sie sich darauf, jeden Bissen gründlich zu kauen. Der Speichel erreicht nämlich erst nach intensivem Kauen seine optimale Zusammensetzung.

Trinken, trinken, trinken

Reichliches Trinken schafft nicht nur die Säuren aus dem Körper, sondern sorgt auch für besseres Aussehen

Die Ausscheidung über die Nieren ist ein wichtiger Weg, um überflüssige Säuren und Stoffwechselgifte wieder loszuwerden. Trinken Sie also reichlich, mindestens zwei, besser drei Liter täglich.
Allerdings klagen gerade Frauen über ein zu geringes Durstgefühl und haben deshalb große Schwierigkeiten, diese Flüssigkeitsmengen zu sich zu nehmen. Aber Sie brauchen ja nicht gleich eine ganze Flasche Sprudel auf einmal auszutrinken. Stellen Sie sich an Ihrem Arbeitsplatz oder zu Hause stets ein volles Glas Mineralwasser oder Kräutertee bereit, und trinken Sie immer wieder einen Schluck. Viele meiner Patientinnen stellten mit dieser Methode überrascht fest, daß viel Trinken nicht nur ganz einfach ist, sondern auch ein wahres Elexier für Wohlbefinden und besseres Aussehen ist. Das Unterhautgewebe wird durch genügend Flüssigkeitsaufnahme nämlich praller und straffer – da verschwindet so manches kleine Fältchen ganz von allein.

Nicht immer, aber immer öfter

Selbst wenn Sie nicht alle Tips, die in diesem Entsäuerungsprogramm vorgeschlagen werden, gleich in die Tat umsetzen können, sollten Sie sich vornehmen, von nun an bewußter zu essen. Dazu gehört auch, den Geschmack der Speisen intensiver wahrzunehmen. Je nachdem, wie Sie sich bisher ernährt haben, kann das eine Entwicklung von Jahren sein. Wenn Sie bisher beispielsweise häufig zu Fertiggerichten gegriffen haben, werden Sie einige Zeit brauchen, bis Sie wieder natürliche Aromen wahrnehmen können. Denn Geschmacksverstärker und künstliche Aromastoffe, überzeichnen häufig den Originalgeschmack der Nahrungsmittel. Auch die Freunde von süßen Leckereien können Ihre Geschmacksnerven nicht von heute auf morgen umstellen.

Legen Sie sich im Anfang also nicht zu viele Zwänge auf, und verzweifeln Sie nicht über Rückfälle und Fehltritte. Beurteilen Sie Ihre Nahrung nicht nur nach dem Aussehen oder dem flüchtigen Geschmack auf der Zunge, sondern beobachten Sie auch, wie Sie sich nach der Mahlzeit fühlen und was Ihr Magen dazu sagt. Wenn Sie beim Essen konsequent Ihr Körpergefühl trainieren, werden Sie auf Dauer zwangsläufig zu einer gesunden Ernährung kommen. Bis dahin seien Sie nicht zu streng mit sich selbst. Probieren Sie Ihre neuen Ernährungsvorstellungen einfach spielerisch aus. Nicht immer, aber immer öfter …

Fitneß schafft die Säuren weg

Regelmäßiger Sport ist ein wichtiger Baustein auf dem Weg zu einem säurearmen Leben

Ein ausgewogenes Bewegungsprogramm trägt gleich zweifach dazu bei, die schädlichen Säuren im Körper abzubauen. Zum einen wird durch die vertiefte Atmung beim Sport ein Teil der Säuren als Kohlensäure einfach abgeatmet. Zum anderen fördert Bewegung den Muskelaufbau – und dabei werden die Aminosäuren, die wir mit dem Eiweiß in der Nahrung zu uns nehmen, sinnvoll für das Muskelwachstum eingesetzt.
Übertreiben Sie Ihr Fitneßtraining jedoch nicht! Achten Sie vor allem darauf, daß Sie dabei nicht aus der Puste kommen. Kurze, schnelle Atmung ist immer ein sicheres Zeichen dafür, daß die Sauerstoffversorgung der Muskelzellen in Gefahr ist. In diesem Fall schaltet der Stoffwechsel der Muskulatur dann automatisch auf eine Art »Notversorgung« um. Dabei entstehen jedoch Säuren – allen voran die Milchsäure (das Laktat), deren Wirkung wohl jeder schon einmal gespürt hat: Sie verursacht nämlich zusammen mit anderen Faktoren den Muskelkater.
Sportliche Aktivitäten haben aber auch noch andere positive Wirkungen, die erst auf den zweiten Blick etwas mit dem Säureabbau zu tun haben. Bei den meisten Bewegungen werden die Bauchmuskulatur und das Zwerchfell unwillkürlich mitbewegt. Die Darmschlingen werden dadurch sanft massiert, und die Darmtätigkeit angeregt. Das beugt nicht nur einer Fehlverdauung und Säurebildung im Darm vor, sondern verbessert auch die Lymphzirkulation im Bauchraum und die Giftausscheidung aus dem Darm. Daneben wirken regelmäßige körperliche Aktivitä-

ten ausgleichend auf das vegetative Nervensystem. Der Sympathikus, der bei Streß für die Säureproduktion im Körper sorgt, wird beruhigt, wohingegen sein Gegenspieler, der Parasympathikus, gestärkt wird.

Entspannung – Ausgleich für Körper und Seele

So erstaunlich es klingen mag: Auch Streß, Ärger und ständige psychische oder seelische Belastungen beeinflussen nachweislich die Stoffwechselprozesse und sind somit von großer Bedeutung für das Säure-Basen-Gleichgewicht des Körpers. Die inneren Organe stehen nämlich über das vegetative Nervensystem mit dem Gehirn in Verbindung. Über diesen Weg findet ein ständiger Informationsaustausch zwischen dem Gehirn und den Organen statt.
Alle Eindrücke, die wir täglich aufnehmen, hinterlassen ihre Spuren in unserem Nervensystem. Dabei sind uns viele Wahrnehmungen gar nicht bewußt. Und dennoch – unser Bewußtsein registriert auch diese unbewußten Reize und teilt diese den Körperorganen mit. In Streßsituationen kurbelt das Nervensystem die Aktivität des Stoffwechsels stärker an. Und das bedeutet: Es werden auch mehr Säuren als normal freigesetzt. Durch Entspannung können Sie also nicht nur Ihr Wohlbefinden steigern, sondern auch Ihre körpereigene Säureproduktion unter Kontrolle bringen. Wer ausgeglichen ist, wird nicht so schnell »sauer«.

Ergänzung durch Basenpräparate

Basenpräparate können den Entsäuerungsprozeß sinnvoll unterstützen

Sie haben inzwischen erfahren, welche entscheidende Rolle eine basenreiche Ernährung, genügend Bewegung und regelmäßige Entspannung für Ihr Säure-Basen-Gleichgewicht spielt. Doch auch wenn Sie Ihr Leben nach diesen Richtlinien einrichten, kann es dennoch vorkommen, daß sich Ihre pH-Tageskurve weiterhin im sauren Bereich bewegt. Dafür können verschiedene Gründe verantwortlich sein. Möglicherweise konnten Sie noch nicht alle Ursachen für die Übersäuerung Ihres Organismus ausschalten. Sie essen beispielsweise mehr Gemüse als früher, haben aber weiterhin viel Streß und trinken noch zu viel Kaffee. Oder Ihr Organismus ist aus der Vergangenheit noch mit zuviel Säuren belastet und benötigt eine längere Zeit, um einen ausgeglichenen Säure-Basen-Haushalt wieder herzustellen.

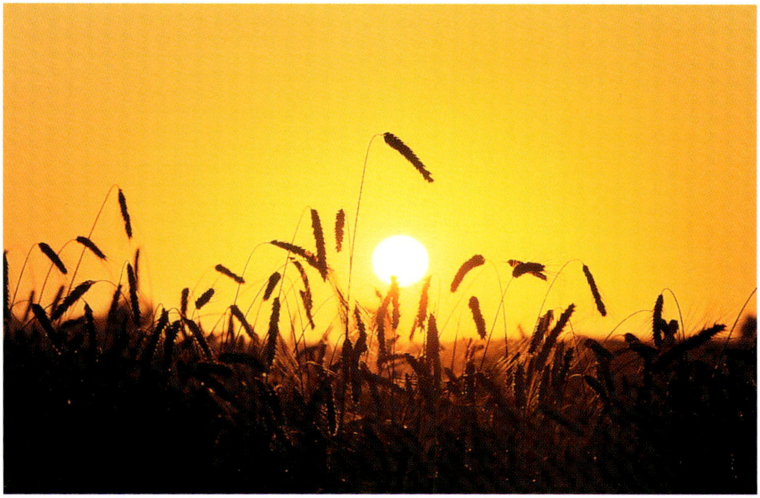

Durch Entspannung vermindern Sie die Säureproduktion Ihres Körpers

In so einem Fall kann es sinnvoll sein, den Entsäuerungsprozeß durch die Einnahme von basischen Mineralstoffpräparaten zu unterstützen. Diese Präparate versorgen die Verdauungsdrüsen Leber, Galle und Bauchspeicheldrüse mit wichtigen Bausteinen zur Herstellung ihrer basischen Verdauungssäfte und puffern die überschüssigen Säuren ab. Basenpulver sollten neben dem Natriumbicarbonat, das als Puffersubstanz auch in unserem Körperstoffwechsel vorkommt, auch basische Mineralien wie Kalium, Calcium und Magnesium enthalten.
Wenn Sie Ihrem Stoffwechsel wertvolle Mineralien zuführen wollen, stehen Ihnen verschiedene Möglichkeiten zur Verfügung. Bewährte Basenpräparate sind beispielsweise Bullrich's Vital Salz (in Tablettenform oder als Pulver erhältlich), Rebasit und Neukönigsförder Mineraltabletten. Sie können sich aber auch ein Basenpulver nach folgendem Rezept in der Apotheke zusammenstellen lassen:

Kaliumhydrogencarbonat	10 g
Natriummonohydrogenphosphat	10 g
Natriumhydrogencarbonat	80 g
Calciumcarbonat ad	200 g

Wenn Sie mehr tun wollen ...

Das hier vorgeschlagene Entsäuerungsprogramm stellt eine einfache und natürliche Möglichkeit dar, einer Übersäuerung des Körpers vorzubeugen und leichtere Formen von Säureschäden durch eine geeignete Lebens- und Ernährungsweise auszugleichen. Wenn Sie allerdings an den Folgen einer langandauernden oder schweren Übersäuerung leiden und sich bereits erste Organschäden zeigen, können die in diesem Buch vorgestellten Maßnahmen unter Umständen nicht ausreichen.

Bei fortgeschrittener Übersäuerung sind oft zusätzliche Behandlungsverfahren notwendig

Lassen Sie sich in diesem Fall von einem in Naturheilkunde erfahrenen Arzt gründlich untersuchen und beraten. Bei fortgeschrittener Übersäuerung kann der Entschlackungsprozeß durch verschiedene intensive diätetische Maßnahmen in Gang gebracht werden, die allerdings von einem Arzt betreut werden sollten. Je nach Einzelfall kommen dafür Fastenkuren wie das Heilfasten nach Buchinger oder die etwas sanftere Kur nach F. X. Mayr (als »Milch-Semmel-Kur« bekannt) in Frage. Führen Sie solche Kuren aber keinesfalls auf eigene Faust durch. Durch die starken Entgiftungsprozesse werden bei diesen Kuren oft große Mengen an Stoffwechselschlacken aus dem Bindegewebe freigesetzt. Wenn die Ausscheidungsvorgänge dann nicht gründlich angeregt werden, kann es zu schweren Rückvergiftungserscheinungen kommen.

Leider kann keine noch so umfassende Entsäuerung bereits eingetretene Organzerstörungen wieder rückgängig machen. Trotzdem vermag eine Harmonisierung des Säure-Basen-Haushalts wieder ein natürliches pH-Milieu in den Körpergeweben herzustellen, in der die Stoffwechselvorgänge des Körpers optimal funktionieren. Dadurch werden weitere Schäden im Organismus verhindert und sogar leichtere Funktionsstörungen häufig ausgeglichen. Auch wenn Sie an einer chronischen Erkrankung leiden, lassen sich die Beschwerden durch eine Entsäuerung des Stoffwechsels lindern und das Fortschreiten der Erkrankung verlangsamen.

Ein Wort zum Schluß

Mit diesem Buch soll keinesfalls der Eindruck erweckt werden, Entsäuerung sei eine neue »Wundertherapie«. Dennoch habe ich es in meiner Praxis immer wieder erlebt, daß allein durch eine konsequente basenreiche Ernährung und die ergänzende Einnahme von Basenpräparaten auch bei lange bestehenden, hartnäckigen Erkrankungen bereits eine erstaunliche Besserung der Beschwerden eintrat. Auf viele Medikamente konnte im Laufe einer solchen Entsäuerungsbehandlung schließlich ganz verzichtet werden, und auch andere Behandlungsmaßnahmen waren oft nicht mehr erforderlich. Eine Entsäuerung des Stoffwechsels ist für mich daher nicht nur ein wichtiger Schritt auf dem Weg zu mehr Gesundheit und Wohlbefinden, sondern bei vielen Erkrankungen eine unentbehrliche Voraussetzung für eine dauerhafte Heilung.

Anhang

Register

Register

Register

Labors, die Säureanalysen im Urin durchführen:

Laboratorium Dr. Bayer GmbH
Bopserwaldstr. 26
70184 Stuttgart

Labor Karl O. Glaesel
Am Egatshausen Hof 1
78431 Konstanz

Die Autorin

Dr. Monika Wagner-Koch ist Ärztin in Herdecke und beschäftigt sich in ihrer Praxis speziell mit Naturheilverfahren, Homöopathie und Psychotherapie. Sie ist Autorin des Mosaik Ratgebers »Magen- und Darmbeschwerden sanft behandeln«.

Dieses Buch enthält Erläuterungen und Empfehlungen zur Vorbeugung und Behandlung von Übersäuerung im Körper. Die Auffassungen der Autorin hinsichtlich Krankheiten und deren Behandlung können sich in einzelnen Teilen von der Lehrmeinung der allgemein anerkannten medizinischen Wissenschaften unterscheiden. Jeder Leser sollte daher für sich entscheiden, ob und in welchem Maße die in diesem Buch beschriebenen Naturheilverfahren und natürlichen Heilmethoden für ihn als Alternative zur Schulmedizin geeignet sind. Sollten Sie sich bei der Beurteilung Ihrer gesundheitlichen Beschwerden oder der Auswahl der für Sie geeigneten Therapiemaßnahmen unsicher sein, wenden Sie sich an Ihren behandelnden Arzt.

Fotonachweis: Gruner + Jahr Fotoservice/Geissler: 89
Jahreszeiten Verlag/Jalag: 53
Mosaik: 34; -/Brauner: 46; -/Goldmann: 67;
-/Goldmann & Anschla: 3 o., 75; -/Köhnen: 69; -/Studio A64: 81;
-/Teubner: 60, 63, 74; -/Ziegler: 40
Osterwalder's Art Office: 32
Reinhard Tierfoto: 8
Stockfood Eising: 5, 23, 25, 42, 57, 65, 72, 84
T. Stone/Correz: 26, 79; -/Monneret: 2, 19;
-/Panchout: 3 u., 49; -/Perlstein: 29; -/Thomas: 36
ZEFA/Voigt: 14

Redaktion: Ulrike Erbertseder
Textbearbeitung: Christina Hackner
Grafiken: Mascha Greune
Umschlaggestaltung: Design Team München
Umschlagfoto: T. Stone Bilderwelten/Stewart

© 1997 Mosaik Verlag München
in der Verlagsgruppe Bertelsmann GmbH / 5 4 3
Satz: Alinea GmbH, München
Druck und Bindung: Alcione, Trento
Printed in Italy
ISBN 3-576-11045-3